中医经典文库

本草崇原

明·张志聪 著

刘小平 点校

姜典华 审阅

中国中医药出版社

·北京·

图书在版编目（CIP）数据

本草崇原 /（明）张志聪著 . —北京：中国中医药出版社，
2008.11（2022.10 重印）

（中医经典文库）

ISBN 978 - 7 - 80089 - 014 - 7

Ⅰ . 本　Ⅱ . 张…　Ⅲ . 神农本草经 – 注释　Ⅳ . R281.2

中国版本图书馆 CIP 数据核字（2008）第 106125 号

中国中医药出版社出版

北京经济技术开发区科创十三街 31 号院二区 8 号楼

邮政编码　100176

传真　010-64405721

廊坊市祥丰印刷有限公司印刷

各地新华书店经销

开本 850 × 1168　1/32　印张 6　字数 104 千字

2008 年 11 月第 2 版　2022 年 10 月第 10 次印刷

书号　ISBN 978-7-80089-014-7

定价　20.00 元

网址　www.cptcm.com

服 务 热 线　010-64405510
购 书 热 线　010-89535836
侵 权 打 假　010-64405753

微信服务号　zgzyycbs
微商城网址　https://kdt.im/LIdUGr
官 方 微 博　http://e.weibo.com/cptcm
天猫旗舰店网址　https://zgzyycbs.tmall.com

如有印装质量问题请与本社出版部联系（010-64405510）

《中医经典文库》专家顾问委员会

前　言

　　中华医药源远流长，中医药理论博大精深，学说纷呈，流派林立，要想真正理解、弄懂、掌握和运用她，博览、熟读历代经典医籍，深入钻研，精思敏悟是必经之路。古往今来，凡是名医大家，无不是在熟读精研古籍名著，继承前人宝贵经验的基础上，厚积薄发、由博返约而成为一代宗师的。

　　故此，老一辈中医药专家都在各种场合呼吁"要加强经典学习"；"经典是基础，传承是关键"。国家有关行政部门也非常重视，在《国家中长期科学和技术发展规划纲要（2006~2020）》中就明确将"中医药传承与创新"确立为中医药领域的优先主题，国家中医药管理局启动了"优秀中医临床人才研修项目"，提出了"读经典，做临床"的口号。我们推出这套《中医经典文库》，也正是为了给广大中医学子阅读中医经典提供一套系统、精良、权威，经得起时代检验的范本，以倡导研读中医经典之风气，引领中医学子读经典、用经典，为提高中医理论和临床水平打牢根基。

　　本套丛书具有以下特点：①书目权威：丛书书目先由全国中医各学科的学科带头人、一流专家组成的专家指导委员会论证、筛选，然后经专家顾问委员会审核、确定，均为中医各学科学术性强、实用价值高，并被历代医家推崇的代表性著作，具有很强的权威性。②版本精善：在现存版本中精选其中的最善者作为底本，让读者读到最好的版本。③校勘严谨：聘请具有深厚中医药理论功底、熟谙中医古籍文献整理的专家、学者精勘细校，最大限度地还原古籍的真实面貌，确保点校的高质量。

在丛书出版之际，我们由衷地感谢邓铁涛、朱良春、李经纬、余瀛鳌等顾问委员会的著名老中医、老专家，他们不顾年迈，热情指点，让我们真切感受到老一辈中医药工作者对中医药事业的拳拳挚爱之心；我们还要感谢专家指导委员会的各位专家和直接参与点校整理的专家，他们不辞辛苦，兢兢业业，一丝不苟，让我们充分领略到中医专家的学者风范。这些都将激励我们更加努力，不断进取，为中医药事业的发展贡献出更多无愧于时代的好作品。

中国中医药出版社
2007 年 1 月

内 容 提 要

　　《本草崇原》是历史上第一部注释《神农本草经》的药学专著。全书共分三卷，按《神农本草经》三品分类法，将药物分成上、中、下三品，运用五运六气的理论，对300味中药的药性做了恰当的阐释。是一部实用价值较高的本草学专著。

　　此次据乾隆三十三年（1762年）《医林指月》本为底本，以光绪二十二年（1896年）上海图书集成印书局铅印《医林指月》本为校本点校而成。可供中医临床、中药研究工作者及广大的中医药爱好者参考。

点 校 说 明

　　《本草崇原》为张志聪晚年之作，未成而卒，后由弟子高世栻续成，成书年代不详。张志聪，浙江杭州人，生于明万历三十八年（1610年），卒于清康熙十三年（1674年），为明末清初名医，一生注重于中医经典著作的研究注释，著有《黄帝素问灵枢集注》、《伤寒论纲目》、《金匮要略注》等，对后世研究医学经典著作影响很大。高士栻，字士宗，浙江杭州人，张志聪弟子，清初名医，著有《素问直解》、《伤寒论集注》等。

　　《本草崇原》是历史上第一部注释《神农本草经》的药学专著。张氏在本书自序中说：由于《神农本草经》"词古义深，难于窥测，后人纂集药性，不明《本经》，但言某药治某病，某病须某药，不探其原，只言其治。"所以，张氏决定"诠释《本经》，阐明药性，端本五运六气之理，解释详备。俾上古之言，了如指掌。运气之理，炳如日星"。全书共分三卷，按《本经》三品分类法，将药物分为上、中、下三品，各一卷。每种药物大致先为《本经》内容：药名、性味、主治、应用等，次为注文。注文中又有小字注和大字注之分。小字注文内容主要是药品的别名、产地、形态、品质、真伪等，其中多有考证和发挥，对于易混药物的形态描述及辨别真伪的论述，比较详备。大字注文主要内容为阐发《本经》药物的性味、功能主治等。这对于读者理解《本经》原文很有帮助。由于《本经》年代久远，今人欲顺利读懂原文，掌握其原则精神，已成难事。而张氏的阐释，正是解决这一难题的桥梁。他的注释，基本上不离《本经》原文宗旨，其发挥之处，或为前人经验总结，或为张氏本人的心得体会，其中颇多实用价值。本书在注释方面因理论上拘守于五行学说，因此在个别地方难免有附会之处，是其不足。书中大字注文中的"愚按"，当出之张氏之手，而小字注文中的"按"则似为高世栻之笔。

　　本书最早由清代王琦收入《医林指月》丛书中，初刊于清代乾隆三十二年（1767年），后有清光绪二十二年（1896年）上海铅字排印《医林指月》本、清光绪二十四年（1898年）香南书屋刊本。

　　本次整理，以乾隆三十二年（1767年）《医林指月》本为底本，以光绪二十二年（1896年）上海图书集成印书局铅排《医林指月》本为校本点校而成。

　　具体处理方法如下。

　　1. 原书各卷前均有"本草崇原卷×，钱塘张志聪隐庵注释，同邑高世栻士宗纂集"，现除保留卷次外，其余一并删去。

　　2. 凡属引文而无损文义者，不作处理。

　　3. 底本中的明显错字，均予径改。

　　4. 目录中药名下有小字"附"者，正文中原无，为《神农本草经》中原无药物，系著者自加阐述的药物。

　　5. 凡校改之处，必出注说明。

点校者

序

　　《神农本草》谓之《本经》，计三百六十五种，以应周天之数。上品一百二十五种为君，无毒。主久服，养命延年，益气轻身，神仙不老。中品一百二十种为臣，或有毒，或无毒。主通调血气，却邪治病。下品一百二十种为佐使，或有毒，或无毒，或大毒。主除寒热邪气，破积聚癥瘕，中病即止。夫天地开辟，草木始生。农皇仰观天之六气，俯察地之五行。六气者，厥阴、少阴、太阴、少阳、阳明、太阳，三阴三阳是也。五行者，甲己运土，乙庚运金，丙辛运水，丁壬运木，戊癸运火，五运五行是也。本五运六气之理，辨草木金石虫鱼禽兽之性，而合人之五脏六腑十二经脉，有寒热升降补泻之治。天地万物，不外五行。其初产也，有东南西北中之五方。其生育也，有春夏秋冬长夏之五时。其形有青黄赤白黑之五色，其气有臊焦香腥腐之五臭，其质有酸苦甘辛咸之五味。著为药性，开物成务，传于后世，词古义深，难于窥测。后人纂集药性，不明《本经》，但言某药治某病，某病须某药，不探其原，只言其治，是药用也，非药性也。知其性而用之，则用之有本，神变无方。袭其用而用之，则用之无本，窒碍难通。余故诠释《本经》，阐明药性，端本五运六气之理，解释详备。俾上古之言，了如指掌。运气之理，炳如日星，为格物致知，三才合一之道。其后人之不经臆说，逐末忘本者，概置勿录。学者能于此会悟之，则神农观天察地穷理尽性之学，庶几近之。后世之书，有涉讹谬者，屏弃勿道，可也。

目　录

卷上　本经上品

人参　气味甘，微寒，无毒。主补五脏，安精神，定魂魄，止惊悸，除邪气，明目，开心，益智，久服轻身延年。

人参，一名神草，一名地精。春秋运斗枢云，瑶光星散，而为人参。生上党山谷、辽东幽冀诸州，地土最厚处，故有地精之名。相传未掘取时，其茎叶夜中隐隐有光。其年发深久者，根结成人形，头面四肢毕具，谓之孩儿参，故又有神草之名。

人参气味甘美，甘中稍苦，故曰微寒。凡属上品，俱系无毒。独人参禀天宿之光华，钟地土之广厚，久久而成人形，三才俱备，故主补人之五脏。脏者藏也。肾藏精，心藏神，肝藏魂，肺藏魄，脾藏智。安精神，定魂魄，则补心肾肺肝之真气矣。夫真气充足，则内外调和，故止惊悸之内动，除邪气之外侵。明目者，五脏之精上注于目也。开心者，五脏之神皆主于心也。又曰益智者，所以补脾也。上品之药，皆可久服，兼治病者，补正气也，故人参久服，则轻身延年。

甘草　气味甘平，无毒。主五脏六腑寒热邪气，坚筋骨，长肌肉，倍气力，金疮䪿，解毒，久服轻身延年。

甘草始出河西川谷、积沙山，及上郡，今陕西河东州郡皆有之。一名国老，又名灵通。根长三四尺，粗细不定，皮色紫赤，上有横梁，梁下皆细根也，以坚实断理者为佳。调和脏腑，通贯四旁，故有国老、灵通之名。

甘草味甘，气得其平，故曰甘平。《本经》凡言平者，皆谓气得其平也。主治五脏六腑之寒热邪气者，五脏为阴，六腑为阳。寒病为阴，热病为阳。甘草味甘，调和脏腑，通贯阴阳，故治理脏腑阴阳之正气，以除寒热阴阳之邪气也。坚筋骨，长肌肉，倍气力者，坚肝主之筋，肾主之骨，长脾主之肉，倍肺主之气，心主之力。五脏充足，则六腑自和矣。金疮乃刀斧所伤，因金伤而成疮。金疮尰，乃因金疮而高尰也。解毒者，解高尰无名之毒，土性柔和，如以毒物埋土中，久则无毒矣。脏腑阴阳之气皆归土中，久服则土气有余，故轻身延年。

黄芪　气味甘，微温，无毒。主痈疽，久败疮，排脓止痛，大风癞疾，五痔鼠瘘，补虚，小儿百病。

黄芪生于西北，得水泽之精，其色黄白，紧实如箭竿，折之柔韧如绵，以出山西之绵上者为良，故世俗谓之绵黄芪，或者只以坚韧如绵解之，非是。

黄芪色黄，味甘，微温。禀火土相生之气化。土主肌肉，火主经脉，故主治肌肉之痈，经脉之疽也。痈疽日久，正气衰微，致三焦之气不温肌肉，则为久败疮。黄芪助三焦出气，以温肌肉，故可治也。痈疽未溃，化血为脓，痛不可忍，黄芪补气助阳，阳气化血而排脓，脓排则痛止。大风癞疾，谓之疠疡，乃风寒客于脉而不去，鼻柱坏而色败，皮肤溃癞者是也。五痔者，牡痔、牝痔、肠痔、脉痔、血痔，是热邪淫于下也。鼠瘘者，肾脏水毒，上淫于脉，致颈项溃肿，或空或凸，是寒邪客于上也。夫癞疾、五痔、鼠瘘，乃邪在经脉，而证见于肌肉皮肤。黄芪内资经脉，外资肌肉，是以三证咸宜。又曰补虚者，乃补正气之虚，而经脉调和，肌肉充足也。小儿经脉未盛，肌肉未盈，血气皆微，故治小儿百病。

白术 气味甘温，无毒。治风寒湿痹、死肌、痉、疸，止汗、除热、消食，作煎饵。久服，轻身延年，不饥。

术始出南郑山谷，今处处有之，以嵩山、茅山及野生者为胜。其根皮黄，肉白，老则苍赤，质多膏液，有赤白二种。《本经》未分，而汉时仲祖汤方始有赤术、白术之分，二术性有和暴之殊，用有缓急之别。

按：《本经》单言曰术，确是白术一种，苍术固不可以混也，试取二术之苗、叶、根、茎，性、味察之，种种各异。白术近根之叶，每叶三歧，略似半夏，其上叶绝似棠梨叶，色淡绿不光。苍术近根之叶，作三五叉，其上叶则狭而长，色青光润。白术茎绿，苍术茎紫。白术根如人指，亦有大如拳者，皮褐色，肉白色，老则微红。苍术根如老姜状，皮色苍褐，肉色黄，老则有朱砂点。白术味始甘，次微辛，后乃有苦。苍术始甘，次苦，辛味特胜。白术性和而不烈，苍术性燥而烈，并非一种可知。后人以其同有术名，同主脾胃，其治风寒湿痹之功亦相近，遂谓《本经》兼二术言之，盖未尝深辨耳。观《本经》所云止汗二字，唯白术有此功，用苍术反是写得相混耶。白术之味，《本经》云苦，陶弘景云甘，甄权云甘辛，张杲云味苦而甘，今取浙中所产白术尝之，实兼甘辛苦三味。夏采者，辛多甘少，冬采者，甘多辛少，而后皆归于苦。是知诸说各举其偏，而未及乎全也。隐庵于《本经》原文定苦字为甘字，爰以白术为调和脾土之品，甘是正味，苦乃兼味，故采弘景之说，以订正之耳。

白术气味甘温，质多脂液，乃调和脾土之药也。主治风寒湿痹者，《素问·痹论》云，风寒湿三气杂至，合而为痹。白术味甘，性温，补益脾土，土气运行，则肌肉之气外通皮肤，内通经脉，故风寒湿之痹证皆可治也。夫脾主肌肉，治死肌者，助脾气也。又脾主四肢，痉者，四肢强而不和。脾主黄色，疸者，身目黄而土虚。白术补脾，则痉疸可治也。止汗者，土能胜湿也。除热者，除脾土之虚热也。消食者，助脾土之转运也。作煎饵者，言白术多脂，又治脾土之燥，作煎则味甘温而质滋润，土气和平矣。故久服则轻身延年，不饥。

愚按：太阴主湿土而属脾，为阴中之至阴，喜燥恶湿，喜温恶寒。然土有湿气，始能灌溉四旁，如地得雨露，始能发生万物。若过于炎燥，则止而不行，为便难脾约之证。白术作煎饵，则燥而能润，温而能和，此先圣教人之苦心，学者所当体会者也。

苍术附[①]　气味苦温，无毒。主治风寒湿痹、死肌、痉疸，除热，消食，作煎饵。久服轻身延年不饥。

白术性优，苍术性劣，凡欲补脾，则用白术，凡欲运脾，则用苍术，欲补运相兼，则相兼而用。如补多运少，则白术多而苍术少。运多补少，则苍术多而白术少。品虽有二，实则一也。

---

① 附　原无，据目录加，为《神农本草经》中原无药物。下同。

《本经》未分苍白，而仲祖《伤寒》方中，皆用白术，《金匮》方中，又用赤术，至陶弘景《别录》，则分而为二，须知赤白之分，始于仲祖，非弘景始分之也。赤术，即是苍术，其功用与白术略同，故仍以《本经》术之主治为本，但白术味甘，苍术兼苦，白术止汗，苍术发汗，故止汗二字，节去不录。后人谓苍术之味苦，其实苍术之味甘而微苦。

薯蓣 气味甘平，无毒。主伤中，补虚羸，除寒热邪气，补中，益气力，长肌肉，强阴。久服耳目聪明，轻身不饥，延年。

薯蓣即今山药，因唐代宗名预，避讳改为薯药，又因宋英宗名署，避讳改为山药。始出嵩高山谷，今处处有之，入药野生者为胜。种薯蓣法，以杵打穴，截块投于杵穴之中，随所杵之窍而成形，如预备署，所因名薯蓣也，今时但知山药，不知薯蓣矣。

山药气味甘平，始出中岳，得中土之专精，乃补太阴脾土之药，故主治之功皆在中土。治伤中者，益中土也。补虚羸者，益肌肉也。除寒热邪气者，中土调和，肌肉充足，则寒热邪气自除矣。夫治伤中，则可以补中而益气力。补虚羸，则可以长肌肉而强阴。阴强，则耳目聪明。气力益，则身体轻健。土气有余，则不饥而延年。

凡柔滑之物，损即腐坏，山药切块，投于土中，百合分瓣种之，如种蒜法，地黄以根节多者，寸断埋土中，皆能生长。所以然者，百合得太阴之天气，山药、地黄得太阴之地气也。

石斛　气味甘平，无毒。主伤中，除痹，下气，补五脏虚劳羸瘦，强阴益精。久服，厚肠胃。

石斛始出六安山谷水旁石上，今荆襄、汉中、庐州、台州、温州诸处皆有。一种形如金钗，谓之钗石斛，为俗所尚，不若川地产者，其形修洁，茎长一二尺，气味清疏，黄白而实，入药最良。其外更有木斛，长而中虚，不若川石斛之中实也。又有麦斛，形如大麦，累累相连，头生一叶，其性微冷。又有竹叶斛，形如竹，节间生叶。又有雀髀斛，茎大如雀之髀，叶在茎头，性皆苦寒，不堪用之。石斛丛生石上，其根纠结，茎叶生皆青翠，干则黄白而软，折之悬挂屋下，时灌以水，经年不死，俗呼为千年润。

愚按：今之石斛，其味皆苦，无有甘者，须知《本经》诸味，皆新出土①时味也，干则稍变矣。善读圣经，当以意会之。

石斛生于石上，得水长生，是禀水石之专精而补肾。味甘色黄，不假土力，是夺中土之气化而补脾。斛乃量名，主出主入，治伤中者，运行其中土也。除痹者，除皮脉肉筋骨五脏外合之痹证也。夫治伤中则下气，言中气调和，则邪气自下矣。除痹则补五脏虚劳羸瘦，言邪气散除，则正气强盛矣，脾为阴中之至阴，故曰强阴。肾主藏精，故曰益精。久服则土气运行，水精四布，故厚肠胃。

《本经》上品，多主除痹，不曰风寒湿，而但曰痹者，乃五脏外合之痹也。盖皮者，肺之合。脉者，心之合。肉者，脾之合。筋者，肝之合。骨者，肾之合。故

---

① 土　原作"上"，今据文义改。

除痹即所以治五脏之虚劳羸瘦，是攻邪之中而有补益之妙用。治伤中即所以下气，是补益之中而有攻邪之神理云。

酸枣仁 气味酸平，无毒。主治心腹寒热，邪结气聚，四肢痠痛，湿痹。久服安五脏，轻身延年。

酸枣始出河东川泽，今近汴洛及西北州郡皆有之。一名山枣，《尔雅》名樲。孟子曰：养其樲棘是也。其树枝有刺，实形似枣而圆小，其味酸，其色红紫。八月采实，只取核中之仁。仁[①]皮赤，仁肉黄白。

按：酸枣肉味酸，其仁味甘而不酸。今既云酸枣仁，又云气味酸平，讹也，当改正。

枣肉味酸，肝之果也。得东方木味，能达肝气上行，食之主能醒睡。枣仁形圆色赤，禀火土之气化。火归中土，则神气内藏，食之主能寤寐。《本经》不言用仁，而今时多用之。心腹寒热，邪结气聚者，言心腹不和，为寒为热，则邪结气聚。枣仁色赤象心，能导心气以下交，肉黄象土，能助脾气以上达，故心腹之寒热邪结之气聚可治也。土气不达于四肢，则四肢痠痛。火气不温于肌肉，则周身湿痹。枣仁禀火土之气化，故四肢痠痛，周身湿痹可治也。久服安五脏，轻身延年。言不但心腹和平，且安五脏也。五脏既安，则气血日益，故又可轻身延年。

大枣 气味甘平，无毒。主心腹邪气，安中，养脾气，平胃气，通九窍，助十二经，补少气，少津液，身

---

① 仁 上九个字原脱，今据光绪本补。

中不足，大惊，四肢重，和百药。久服轻身延年。《本经》。

枣始出河东平泽，今近北州郡及江南皆有，唯青州、晋州所生者肥大甘美。五月开白花，八九月果熟黄赤色，烘曝则黑，入药为良。其南方所产者，谓之南枣，北方所产不肥大者，谓之小枣，烘曝不黑者，谓之红枣，只充果食，俱不入药。

大枣气味甘平，脾之果也。开小白花，生青熟黄，熟极则赤，烘曝则黑，禀土气之专精，具五行之色性。《经》云：脾为孤脏，中央土，以灌四旁。主治心腹邪气，安中者，谓大枣安中，凡邪气上干于心，下干于腹，皆可治也。养脾气，平胃气，通九窍，助十二经者，谓大枣养脾则胃气自平，从脾胃而行于上下，则通九窍。从脾胃而行于内外，则助十二经。补少气、少津液、身中不足者，谓大枣补身中之不足，故补少气而助无形，补少津液而资有形。大惊、四肢重、和百药者，谓大枣味甘多脂，调和百药，故大惊而心主之神气虚于内，四肢重而心主之神气虚于外，皆可治也。四肢者，两手两足，皆机关之室，神气之所畅达者也。久服则五脏调和，血气充足，故轻身延年。

芡实　气味甘平涩，无毒。主湿痹，腰脊膝痛，补中，除暴疾，益精气，强志，令耳目聪明。久服轻身不饥，耐老神仙。

芡始出雷池池泽，今处处有之，武林者最胜。三月生叶贴水，似荷而大，皱纹如谷，蹙衄如沸，面青背紫，茎叶皆有刺。五六月开花，紫色，花必向日，结苞处有青刺，如猬刺及栗球之形，花在苞顶，正如鸡喙，苞内有子，壳黄肉白，南楚谓之鸡头青，徐淮泗谓之芡。

　　芡实气味甘平，子黄仁白，生于水中，花开向日，乃阳引而上，阴引而下，故字从欠，得阳明少阴之精气。主治湿痹者，阳明之上，燥气治之也。治腰脊膝痛者，少阴主骨，外合腰膝也。补中者，阳明居中土也。除暴疾者，精气神三虚相搏，则为暴疾。芡实生于水而向日，得水之精，火之神。茎刺肉白，又禀秋金收敛之气，故治三虚之暴疾。益精气，强志，令耳目聪明者，言精气充益，则肾志强。肾志强则耳目聪明。盖心肾开窍于耳，精神共注于目也。久服则积精全神，故轻身不饥，耐老神仙。

　　莲实　气味甘平，无毒。主补中，养神，益气力，除百疾。久服轻身耐老，不饥延年。

　　莲始出汝南池泽，今所在池泽皆有。初夏其叶出水，渐长如扇。六七月间开花，有红、白、粉红三色，香艳可爱。花心有黄须，花褪房成，房外青内白，子在房中，如蜂子在窠之状。六七月采嫩者，生食鲜美，至秋房枯子黑、壳坚而硬，谓之石莲子。今药肆中一种石莲子形长味苦，肉内无心，生于树上，系苦珠之类，不堪入药，宜于建莲子中拣带壳而黑色者，用之为真。

　　莲生水中，茎直色青，具风木之象，花红，须黄，房白，子黑，得五运相生之气化，气味甘平。主补中，得中土之精气也。养神，得水火之精气也。益气力，得金木之精气也。百疾之生，不离五运，莲禀五运之气化，故除百疾。久服且轻身不饥延年。

　　莲花附　气味苦甘温，无毒。主镇心、益色、驻

颜、身轻。《日华本草》

莲蕊须附　气味甘涩温，无毒。主清心，通肾，固精气，乌须发，悦颜色，益血，止血崩、吐血。《本草纲目》附。

莲房附　气味苦涩温，无毒。主破血《食疗本草》，治血胀腹痛，及产后胎衣不下。解野菌毒《本草拾遗》附。

莲房即莲蓬壳，陈久者良。

莲薏附　气味苦寒，无毒。主治血竭、产后竭《食性本草》，止霍乱《日华本草》，清心去热《本草纲目》附。

莲薏即莲子中青心。

荷叶附　气味苦平，无毒。主治血胀腹痛、产后胎衣不下，酒煮服之《拾遗本草》。治吐血、衄血、血崩、血痢、脱肛、赤游火丹、遍身风疠、阳水浮肿、脚膝浮肿、痘疮倒靥《新增》附。

荷鼻附　气味苦平，无毒。主安胎，去恶血，留好血，止血痢，杀菌蕈毒，并水煮服《本草拾遗》附。

荷鼻，荷叶蒂也。

薏苡仁　气味甘，微寒，无毒。主筋急拘挛，不可屈伸，久风湿痹，下气。久服轻身益气。

薏苡其形似米，故俗名米仁。始出真定平泽及田野，今处处有之。春生苗叶如黍。五六月结实，至秋则老。其仁白色如珠，可煮粥，同米酿酒。

薏苡仁，米谷之属，夏长秋成，味甘色白，其性微寒，禀阳明金土之精。主治筋急拘挛，不可屈伸者，阳明主润宗筋，宗筋主束骨而利机关，盖宗筋润，则诸筋自和。机关利，则屈伸自如。又，金能制风，土能胜湿，故治久风湿痹。肺属金而主气，薏苡禀阳明之金气，故主下气。治久风湿痹，故久服轻身，下气而又益气。

大麻仁 气味甘平，无毒。主补中、益气。久服肥健，不老神仙。

大麻即火麻，俗名黄麻。始出泰山川谷，今处处种之，其利颇饶。叶狭茎长，五六月开细黄花成穗，随结子可取油。《齐民要术》曰：麻有雌雄，于放花时拔去雄者，若未花先拔，则不结子。

大麻放花结实于五六月之交，乃阳明太阴主气之时。《经》云：阳明者，午也。五月盛阳之阴也。又，长夏属太阴主气，夫太阴、阳明，雌雄相合，麻仁禀太阴、阳明之气，故气味甘平。主补中者，补中土也。益气者，益脾胃之气也。夫脾胃气和则两土相为资益，阳明燥土得太阴湿气以相资，太阴湿土得阳明燥气以相益，故久服肥健，不老神仙。

巨胜子 气味甘平，无毒。主治伤中虚羸，补五内①，益气力，长肌肉，填髓脑。久服轻身不老。

巨胜一名胡麻，一名狗虱。本出胡地，故名胡麻。巨，大也。本生胡地大宛，故又名巨胜。八谷之中，唯此为良。寇宗奭曰：胡麻正是今之大脂麻，独胡地所产者肥大，因名胡麻，又名巨胜。今市肆中一种形如小茴，有壳无仁，其味极苦，伪充巨胜。夫巨胜即胡麻，是属谷类，刘阮深入天台，仙女饲以胡麻饭，若有壳无仁，其味且苦，何堪作饭。须知市肆

---

① 五内 即指五脏。

中巨胜系野生狗虱，故有壁虱胡麻之名。壁虱、狗虱不堪入药。如无胡麻，当于脂麻中捡色赤而肥大者用之，庶乎不误。

麻乃五谷之首，禀厥阴春生之气。夫五运始于木，而递相资生。主治伤中虚羸者，气味甘平，补中土也。补五内，益气力，所以治伤中也。长肌肉，填髓脑，所以治虚羸也。补五内，益气力之无形，长肌肉，填髓脑之有形，则内外充足，故久服轻身不老。

赤箭　气味辛温，无毒。主杀鬼精物，蛊毒恶气。久服益气力，长阴，肥健。

《本经》名赤箭苗也。宋《开宝本草》名天麻根也。《本经》主治，根苗并论。今则但用天麻，不用赤箭矣。始出陈仓川谷、雍州，及太山少室。春生苗，中抽一茎直上如箭竿，色正赤，贴茎梢之半，微有小红叶，远看如箭之有羽，有风不动，无风自摇，故有神草之名。根形如王瓜，皮色黄白，晒干则黑，去根三五寸，有游子环列如卫，皆有细根如白发，气相通而实不相连，故根又有离母之名。

赤箭气味辛温，其根名天麻者，气味甘平。盖赤箭辛温属金，金能制风，而有弧矢之威，故主治杀鬼精物。天麻甘平属土，土能胜湿，而居五运之中，故治蛊毒恶气。天麻形如芋魁，有游子十二枚，周环之，以仿十二辰。十二子在外，应六气之司天，天麻如皇极之居中，得气运之全，故功同五芝，力倍五参，为仙家服食之上品。是以久服，益气力，长阴，肥健。

李时珍曰：补益上药，天麻为第一。世人只用之治风，良可惜也。

干地黄　气味甘寒，无毒。主伤中，逐血痹，填骨髓，长肌肉，作汤，除寒热积聚，除痹，疗折跌绝筋。久服轻身不老。生者尤良。

地黄《本经》名地髓。《尔雅》名芐，又名苄，始出咸阳川泽黄土地者佳，今处处有之，近似怀庆者为上。根色通黄，干则微黑，古时种子，今时种根，以根节多者，寸断而莳植之。制干地黄法，以细小者捣烂取汁，拌肥大者，晒干。

地黄色黄，味甘性寒，禀太阴中土之专精，兼少阴寒水之气化。主治伤中者，味甘质润，补中焦之精汁也。血痹，犹脉痹。逐血痹者，横纹似络脉，通周身之经络也。得少阴寒水之精，故填骨髓。得太阴中土之精，故长肌肉。地黄性唯下行，故字从芐。藉汤饮，则上行外达，故曰作汤除寒热积聚。除积聚，上行也。除寒热，外达也。又曰除痹，言不但逐血痹，更除皮肉筋骨之痹也。除皮肉筋骨之痹，则折跌绝筋，亦可疗矣。久服则精血充足，故轻身不老。生者尤良，谓生时多津汁而尤良，惜不能久贮远市也。后人蒸熟合丸，始有生地、熟地之分。熟地黄功力与生地黄相等，性稍减，补肾相宜，所以然者，蒸熟，则甘中之苦味尽除，故寒性稍减，蒸熟则黑，故补肾相宜。

愚按：地黄入土最深，性唯下行，作汤则助其上达。日华子有天黄、地黄、人黄之分，谬矣。

麦门冬 气味甘平，无毒。主心腹结气，伤中，伤饱，胃络脉绝，羸瘦短气。久服轻身不老，不饥。

麦门冬始出函谷、川谷，叶如细韭，凌冬不死，根色黄白，中心贯通，延蔓相引，古时野生，宛如麦粒，故名麦冬，今江浙皆莳植矣。一本横生，根颗连络，有十二枚者，有十四五枚者。所以然者，手足三阳、三阴之络共有十二，加任之尾翳，督之长强，共十四，又加脾之大络，共十五，此物性之自然[①]而合于人身者也，唯圣人能体察之，故用麦冬以通络脉，并无去心二字，后人不详经义，不穷物理，相沿去心久矣，今表正之。

麦门冬气味甘平，质性滋润，凌冬青翠，盖禀少阴冬水之精，上与阳明胃土相合。主治心腹结气者，麦冬一本横生，能通胃气于四旁，则上心下腹之结气皆散除矣。伤中者，经脉不和，中气内虚也。伤饱者，饮食不节，胃气壅滞也。麦门禀少阴癸水之气，上合阳明戊土，故治伤中、伤饱。胃之大络，内通于脉，胃络脉绝者，胃络不通于脉也。麦冬颗分心贯，横生土中，连而不断，故治胃络脉绝。胃虚则羸瘦，肾虚则短气，麦冬助胃补肾，故治羸瘦、短气。久服则形体强健，故身轻，精神充足，故不老不饥。

天门冬　气味苦平，无毒。主诸暴风湿偏痹，强骨髓，杀三虫，去伏尸。久服轻身益气，延年不饥。

天门冬，一名天棘，又名颠棘。始出奉高山谷，此山最高，上奉于天，故名曰天、曰颠。藤引蔓延，茎稍有刺，故名曰棘。其根白色或黄紫色，柔润多汁，长二三寸，一科一二十枚，与百部相类。

天门冬，《本经》言：气味苦平。《别录》言：甘寒。新出土时，其味微苦，曝干则微甘也。性寒无毒，体质多脂，始生高山，盖禀寒水之气，而上通于天，故

---

①　自然　此二字原本漫漶不清，据光绪本补。

有天冬之名。主治诸暴风湿偏痹者，言风湿之邪，暴中于身，而成半身不遂之偏痹，天冬禀水天之气，环转运行，故可治也。强骨髓者，得寒水之精也。杀三虫、去伏尸者，水阴之气，上通于天也，水气通天，则天气下降，故土中之三虫，泉下之伏尸，皆杀去也。太阳为诸阳主气，故久服轻身益气。天气通贯于地中，故延年不饥。

伏尸者，传尸鬼在，泉下尸鬼，阴而为病也。天门冬能启水中之生阳，上通于天，故去伏尸。凡治传尸之药，皆从阴达阳，由下升上。

天、麦门冬，皆禀少阴水精之气。麦门冬禀水精而上通于阳明。天门冬禀水精而上通于太阳。夫冬主闭藏，门主开转，咸名门冬者，咸能开转闭藏而上达也。后人有天门冬补中有泻，麦门冬泻中有补之说，不知从何处引来，良可嗤也。

葳蕤　气味甘平，无毒。主中风暴热，不能动摇，跌筋结肉，诸不足。久服去面黑䵟，好颜色，润泽，轻身不老。

《本经》名女萎。《吴氏本草》名葳蕤。《别录》名玉竹。《拾遗》名青黏。始出太山山谷及邱陵，今处处有之。女萎者，性阴柔而质滋润，如女之委顺相随也。葳蕤者，女子娇柔之意。玉竹者，根色如玉，茎节如竹也。青黏，茎叶青翠，根汁稠黏也。春生苗，茎直有节，其叶如竹，两两相对，其根横生如黄精，色白微黄，性柔多脂，最难干。

按：葳蕤叶密者，似乎对生，而实不相对。或云：其叶对生者，即是黄精矣。今浙中采药人拣根之细长者为玉竹，根之圆而大者为黄精，其实只是一种年未久者，故根细而长。年久者，其根大而圆。余求真黄精，种数十年不能得。

葳蕤气味甘平，质多津液，禀太阴湿土之精，以资中焦之汁。中风暴热者，风邪中人，身热如曝也。不能动摇者，热盛于身，津液内竭，不濡灌于肌腠也。跌筋者，筋不柔和，则蹙蹴而如跌也。结肉者，肉无膏泽，则涩滞而如结也。诸不足者，申明中风暴热，不能动摇，跌筋结肉，是诸不足之证也。久服则津液充满，故去面上之黑默，好颜色而肌肤润泽，且轻身不老。

愚按：葳蕤润泽滑腻，禀性阴柔，故《本经》主治中风暴热，古方主治风温灼热，所治皆主风热之病。近医谓葳蕤有人参之功，无分寒热燥湿，一概投之，以为补剂，不知阴病内寒此为大忌，盖缘不考经书，咸为耳食所误。

牛膝　气味苦酸平，无毒。主寒湿痿痹、四肢拘挛、膝痛不可屈伸，逐血气伤热火烂，堕胎。久服轻身耐老。

牛膝《本经》名百倍。始出河内川谷及临朐，今江淮闽粤关中皆有，然不及怀庆川中者佳。春生苗，枝节两两相对，故又名对节草，其根一本直下，长二三尺，以肥阔粗大者为上。

《本经》谓：百倍气味苦酸，概根苗而言也。今时所用，乃根下之茎，味甘臭酸，其性微寒。《易》曰：乾为马，坤为牛，牛之力在膝，取名牛膝者，禀太阴湿土之气化，而能资养筋骨也。主治寒湿痿痹，言或因于寒，或因于湿，而成痿痹之证也。痿痹则四肢拘挛，四肢拘挛，则膝痛不可屈伸。牛膝禀湿土柔和之化，而资养筋骨，故能治之。血气伤热火烂，言血气为热所伤，则为火烂之证。牛膝味甘性寒，故可逐也。根下之茎，形如大筋，性唯下泄，故堕胎。久服则筋骨强健，故轻身耐老。

杜仲　气味辛平，无毒。主腰膝痛，补中，益精气，坚筋骨，强志，除阴下痒湿，小便余沥。久服轻身耐老。

杜仲木皮，状如厚朴，折之有白绵相连，故一名木绵。杜字从土，仲者中也，此木始出豫州山谷，得中土之精，《本经》所以名杜仲也。李时珍曰：昔有杜仲，服此得道，因以名之谬矣。在唐宋本草或有之矣，《神农本经》未必然也。

杜仲皮色黑而味辛平，禀阳明、少阴金水之精气。腰膝痛者，腰乃肾府，少阴主之。膝属大筋，阳明主之。杜仲禀少阴、阳明之气，故腰膝之痛可治也。补中者，补阳明之中土也。益精气者，益少阴肾精之气也。坚筋骨者，坚阳明所属之筋，少阴所主之骨也。强志者，所以补肾也。阳明燥气下行，故除阴下痒湿，小便余沥。久服则金水相生，精气充足，故轻身耐老。

愚按：桑皮、桑叶有丝，蚕食桑而结茧，其色洁白，其质坚牢，禀金气也。藕与莲梗有丝，生于水中，得水精也。杜仲色黑味辛而多丝，故兼禀金水之气化。

枸杞　味苦寒，无毒。主五内邪气、热中、消渴、周痹风湿。久服坚筋骨，轻身不老，耐寒暑。

枸杞始出常山平泽及丘陵阪岸，今处处有之，以陕西甘州者为胜。春生，苗叶如石榴，叶软嫩可食，七月开小紫花，随结实，圆红如樱桃，凌冬不落。李时珍曰：枸杞二树名，此木棘如枸刺，茎若杞条，故兼而名之。《本经》气味主治概根苗花实而言，初未分别，后人以实为枸杞子，根名地骨皮，主治稍不同矣。

枸杞根苗苦寒，花实紫赤，至严冬霜雪之中，其实红润可爱，是禀少阴水阴之气，兼少阴君火之化者也。主治五内邪气、热中、消渴。谓五脏正气不足，邪气内生，而为热中、消渴之病。枸杞得少阴水阴之气，故可治也。主治周痹风湿者，兼得少阴君火之化也。岐伯曰：周痹者，在于血脉之中，随脉以上，随脉以下，不能左右，各当其所。枸杞能助君火之神，出于血脉之中，故去周痹而除风湿。久服坚筋骨，轻身不老，耐寒暑。亦得少阴水火之气，而精神充足，阴阳交会也。

枸杞苗附　气味苦寒，主除烦，益志，补五劳七伤，壮心气，去皮肤、骨节间风，消热毒，散疮肿。《日华本草》附。

地骨皮附　气味苦寒。主去骨热、消渴。

枸杞子附　气味甘寒。主坚筋骨，耐老，除风，去虚劳，补精气。《食疗本草》附。

女贞实　气味苦平，无毒。主补中，安五脏，养精神，除百病。久服肥健，轻身不老。

女贞木始出武陵山谷，今处处有之，叶似冬青，凌冬不落。五月开细青白花，结实，九月熟，紫黑色，放虫造成白蜡者，女贞也。无蜡者，冬青也。

三阳为男，三阴为女，女贞禀三阴之气，岁寒操守，因以为名。味苦性寒，得少阴肾水之气也。凌冬不凋，得少阴君火之气也。作蜡坚白，得太阴肺金之气也。结实而圆，得太阴脾土之气也。四季常青，得厥阴肝木之气也。女贞属三阴而禀五脏五行之气，故主补中，安五脏也。水之精为精，火之精为神，禀少阴水火之气，故养精神。人身百病，不外五行，女贞备五脏五行之气，故除百病。久服则水火相济，五脏安和，故肥健，轻身不老。

五加皮　气味辛温，无毒。主治心腹疝气、腹痛，益气，疗躄、小儿五岁不能行、疽疮阴蚀。

五加木始出汉中冤句，今江淮、湖南州郡皆有。春生苗，叶青茎赤似藤葛，高三五尺，土有黑刺，一枝五叶交加，每叶上生一刺，三四月开白花，根若荆根，皮黄色，肉白色。

五加皮色备五行，花叶五出，乃五车①星之精也，为修养家长生不老之药。主治心腹疝气，乃心病而为少腹有形之疝也。黄帝问曰：诊得心脉而急，此为何病？病形何如？岐伯曰：病名心疝，少腹当有形者是也。腹痛，乃脾病而致腹痛也。益气，乃肺病气虚，五加皮能益其气也。疗躄，乃肝病筋虚，五加皮能强筋疗躄也。小儿五岁不能行，乃肾病骨虚，五加皮补肾坚骨，故治小儿五岁不能行。治疽疮者，诸疮痛痒，皆属心火。五加皮助精水上滋，而能济其火也。治阴蚀者，虫乃阴类，阳虚则生，五加皮能益君火，而下济其阴也。夫五

---

① 五车　古星名，属毕宿。

加皮、女贞实，咸禀五运之气化，女贞皆言养正，五加皆言治病，须知养正则病自除，治病则正自养。

按：《东华真人煮石经》云：何以得长久，何不食金盐，何以得长寿，何不食玉豉。玉豉，地榆也。金盐，五加也。取名金盐、玉豉者，盐乃水味，豉乃水谷，得先天水精，以养五脏之意。昔人有言曰：宁得一把五加，不用金玉满车。宁得一斤地榆，不用明月宝珠。又，鲁定公母服五加酒，以致不死，尸解而去。张子声、杨建始、王叔牙、于世彦等，皆服此酒，而房室不绝，得寿三百岁。亦可为散，以代茶汤。又曰：五加者，五车星之精也，水应五湖，人应五德，位应五方，物应五车，故青精入茎，则有东方之液。白气入节，则有西方之津。赤气入华，则有南方之光。玄精入根，则有北方之饴。黄烟入皮，则有戊己之灵。五神镇生，相转育成，饵之者真仙，服之者反婴。是五加乃服食养生之上品，而《本经》不言久服延年，或简脱也。

肉苁蓉　气味甘，微温，无毒。主五劳七伤，补中，除茎中寒热痛，养五脏，强阴，益精气，多子，妇人癥瘕。久服轻身。

肉苁蓉《吴氏本草》名松容，又名黑司命。始出河西山谷及代州雁门，今以陇西者为胜，北国者次之，乃野马之精入于土中而生。陇西者形扁色黄，柔润多花，其味甘。北国者形短少花，生时似肉，三四月掘根，长尺余，绳穿阴干，八月始好皮，有松子鳞甲，故名松容。马属午畜，以少阴为正化，子水为对化，故名黑司命。朱丹溪曰：肉苁蓉罕得，多以金莲根用盐制而伪充，或以草苁蓉代之，用者宜审。苏恭曰：草苁蓉功用稍劣。

马为火畜，精属水阴，苁蓉感马精而生，其形似肉，气味甘温，盖禀少阴水火之气，而归于太阴坤土之药也。土性柔和，故有苁蓉之名。五劳者，志劳、思劳、烦劳、忧劳、恚劳也。七伤者，喜、怒、忧、悲、思、恐、惊，七情所伤也。水火阴阳之气，会归中土，则五劳七伤可治矣。得太阴坤土之精，故补中。得少阴水火之气，故除茎中寒热痛。阴阳水火之气，归于太阴坤土之中，故养五脏。强阴者，火气盛也。益精者，水气盛也。多子者，水火阴阳皆盛也。妇人癥瘕，乃血精留聚于郛郭之中，土气盛，则癥瘕自消。而久服轻身。

巴戟天 气味辛甘，微温，无毒。主大风邪气，阴痿不起，强筋骨，安五脏，补中，增志，益气。

巴戟天一名不凋草，始出巴郡及下邳山谷，今江淮河东州郡亦有，然不及川蜀者佳。叶似茗，经冬不凋，根如连珠，白紫色，以连珠多，肉厚者为胜。

巴戟生于巴蜀，气味辛甘，禀太阴金土之气化。其性微温，经冬不凋，又禀太阳标阳之气化。主治大风邪气者，得太阴之金气，金能制风也。治阴痿不起，强筋骨者，得太阳之标阳，阳能益阴也。安五脏，补中者，得太阴之土气，土气盛，则安五脏而补中。增志者，肾藏志而属水，太阳天气，下连于水也。益气者，肺主气而属金，太阴天气，外合于肺也。

五味子 气味酸温，无毒。主益气，咳逆上气，劳伤羸瘦，补不足，强阴，益男子精。

五味子《别录》名玄及，始出齐山山谷及代郡，今河东陕西州郡尤多，杭越间亦有，故有南北之分。南产者，色红核圆。北产者，色红兼黑，核形似猪肾。凡用以北产者为佳。蔓生，茎赤色，花黄，白子，生青熟紫，亦具五色，实具五味，皮肉甘酸，核中辛苦，都有咸味，味虽有五，酸味居多。名玄及者，谓禀水精而及于木也。都有咸味，则禀水精。酸味居多，则及于木。盖五行之气，本于先天之水，而生后天之木也。

五味子色味咸五，乃禀五运之精，气味酸温，得东方生长之气，故主益气。肺主呼吸，发原于肾，上下相交，咳逆上气，则肺肾不交。五味子能启肾脏之水精，上交于肺，故治咳逆上气。本于先天之水，化生后天之木，则五脏相生，精气充足，故治劳伤羸瘦，补不足。核形象肾，入口生津，故主强阴。女子不足于血，男子不足于精，故益男子精。

蛇床子　气味苦辛，无毒。主男子阴痿湿痒，妇人阴中肿痛，除痹气，利关节，癫痫，恶疮。久服轻身，好颜色。辛，旧作平，今改正。

蛇床子《本经》名蛇粟，又名蛇米。《尔雅》名虺床，以虺蛇喜卧于下，嗜食其子，故有此名。始出临溜川谷及田野湿地，今所在皆有。三月生苗，高二三尺，叶青碎作丛似蒿，每枝上有花头百余，同结一窠，四五月开花白色，子如黍粒，黄褐色。

蛇床子气味苦辛，其性温热，得少阴君火之气。主治男子阴痿湿痒，妇人阴中肿痛，禀火气而下济其阴寒也。除痹气，利关节，禀火气而外通其经脉也。心气虚而寒邪盛，则癫痫。心气虚而热邪盛，则生恶疮。蛇床味苦性温，能助心气，故治癫痫恶疮。久服则火土相生，故轻身。心气充盛，故好颜色。

蛇，阴类也。蛇床子性温热，蛇虺喜卧于中，嗜食其子，犹山鹿之[①]嗜水龟，潜龙之嗜飞燕，盖取彼之所有，以资己之所无，故阴痿虚寒，所宜用也。

李时珍曰：蛇床子，《神农》列之上品，不独助男子，且有益妇人，乃世人舍此而求补药于远域，且近时但用为疮药，惜哉。

覆盆子　气味酸平，无毒。主安五脏，益精气，长阴，令人坚，强志倍力，有子。久服轻身不老。

《别录》名覆盆。《本经》名蓬藟[②]。始出荆山平泽及宛句，今处处有之。藤蔓繁衍，茎有倒刺，就蒂结实，生则青黄，熟则紫黯，微有黑色，状如熟椹，至冬苗叶不凋。马志曰：蓬藟乃覆盆之苗，覆盆乃蓬藟之子，李时珍曰：蓬藟、覆盆一类二种，覆盆早熟，蓬藟晚熟。然近时只知有覆盆，不知有蓬藟矣。愚以覆盆、蓬藟功用相同，故合而为一。

《本经》名蓬藟，以其藤蔓繁衍，苗叶不凋，结子则蓬蓬而藟藟也。《别录》名覆盆，以其形圆而扁，如釜如盆，就蒂结实，倒垂向下，一如盆之下覆也。气味酸平，藤蔓繁衍，具春生夏长之气，覆下如盆。得秋时之金气，冬叶不凋。得冬令之水精，结实形圆。具中央之土气，体备四时，质合五行，故主安五脏。肾受五脏之精而藏之，故益精气而长阴。肾气充足，则令人坚，

---

① 之　原衍一"之"字，今据光绪本删。
② 藟　音累，即蔓生植物。

强志倍力，有子。是覆盆虽安五脏，补肾居多，所以然者，水天上下之气，交相轮应也。天气下覆，水气上升，故久服轻身不老。

菟丝子　气味辛甘平，无毒。主续绝伤，补不足，益气力，肥健人。《别录》云：久服明目、轻身延年。

菟丝子《尔雅》名玉女，《诗》名女萝。始出朝鲜川泽田野，盖禀水阴之气，从东方而生，今处处有之。夏生苗，如丝遍地，不能自起，得他草梗则缠绕而上，其根即绝于地，寄生空中，无叶有花，香气袭人，结实如秕豆而细，色黄。法当温水淘去沙泥，酒浸一宿，曝干捣用。又法，酒浸四五日，蒸曝四五次，研作饼，焙干用。

凡草木子实，得水湿清凉之气后能发芽。菟丝子得沸汤火热之气，而有丝芽吐出，盖禀性纯阴，得热气而发也。气味辛甘，得手足太阴天地之气化，寄生空中，丝茎缭绕，故主续绝伤。续绝伤，故能补不足。补不足，故能益气力。益气力，故能肥健人。兔乃明月之精，故久服明目。阴精所奉其人寿，故轻身延年。

沙参　气味苦，微寒，无毒。主血结惊风，除寒热，补中，益肺气。《别录》云：久服利人。

沙参一名白参，以其根色名也。又名羊乳。俚人呼为羊婆奶，以其根茎折之皆有白汁也。始出河内川谷及冤句、般阳，今淄齐、潞随、江淮、荆湖州郡，及处处山原有之。喜生近水沙地中。

沙参生于近水之沙地，其性全寒，苦中带甘，故曰微寒，色白多汁，禀金水之精气。血结惊气者，荣气内虚，故血结而惊气也。寒热者，卫气外虚，故肌表不和而寒热也。补中者，补中焦之精汁。补中则血结惊气可治矣。益肺者，益肺气于皮毛，益肺则寒热可除矣。所以然者，禀水精而补中，禀金精而益肺也。久服则血气调而荣卫和，故利人。

愚按：《本经》人参味甘，沙参味苦，性皆微寒。后人改人参微温，沙参味甘，不知人参味甘，甘中稍苦，故曰微寒。沙参全寒，苦中带甘，故曰微寒。先圣立言自有深意，后人不思体会而审察之，擅改圣经，误人最甚。

泽泻 气味甘寒，无毒。主风寒湿痹，乳难，养五脏，益气力，肥健，消水。久服耳目聪明，不饥延年，轻身，面生光，能行水上。

泽泻《本经》名水泻，主泻水上行故名。始出汝南池泽，今近道皆有，唯汉中者为佳。生浅水中，独茎直上，根圆如芋，有毛。

泽泻，水草也。气味甘寒，能启水阴之气上滋中土。主治风寒湿痹者，启在下之水津，从中土而灌溉于肌腠皮肤也。乳者，中焦之汁，水津滋于中土，故治乳难。五脏受水谷之精，泽泻泻泽于中土，故养五脏。肾者作强之官，水精上资，故益气力。从中土而灌溉于肌腠，故肥健。水气上而后下，故消水。久服耳目聪明者，水济其火也。不饥延年者，水滋其土也。轻身面生光者，水泽外注也。能行水上者，言此耳目聪明，不饥延年，轻身，面生光，以其能行在下之水，而使之上也。

菖蒲 气味辛温，无毒。主风寒湿痹，咳逆上气，开心孔，补五脏，通九窍，明耳目，出音声，主耳聋痈疮，温肠胃，止小便利。久服轻身，不忘，不迷惑，延年，益心智，高志，不老。

　　菖蒲处处有之，种类不一。其生流水中，根茎络石，略无少土，稍有泥滓即易凋萎，此种入药为良。李时珍曰：菖蒲凡五种，生于水石之间，根细节密者，名石菖蒲，可入药。余皆不堪。此草新旧相代，四时常青。《罗浮山记》言：山中菖蒲一寸二十节。抱朴子言：服食以一寸九节、紫花者尤善。苏东坡曰：凡草生石上者，必须微土，以附其根，唯石菖蒲濯去泥土，渍以清水置盆中，可数十年不枯。

　　太阳之气，生于水中，上与肺金相合而主表，与君火相合而主神。菖蒲生于水石之中，气味辛温，乃禀太阳寒水之气，而上合于心肺之药也。主治风寒湿痹，咳逆上气者，太阳之气，上与肺气相合而出于肌表也。开心孔者，太阳之气，上与心气相合而运其神机也。五脏在内，九窍在外，肝开窍于二目，心开窍于二耳，肺开窍于二鼻，脾开窍于口，肾开窍于前后二阴。菖蒲禀寒水之精，能濡五脏之窍，故内补五脏，外通九窍，明耳目，出音声，是通耳目口鼻之上窍也。又曰：主耳聋、痈疮者，言耳不能听而为耳痈、耳疮之证。菖蒲并能治之。温肠胃，止小便利，是通前后二阴之下窍也。菖蒲气味辛温，性唯上行，故温肠胃而止小便之过利。久服则阳气盛，故轻身。心气盛，故不忘，寒水之精，太阳之阳，标本相合，故不迷惑而延年。益心智者，菖蒲益心，心灵则智生，高志不老者，水精充足，则肾志高强，其人能寿而不老。

远志　气味苦温，无毒。主咳逆伤中，补不足，除邪气，利九窍，益智慧，耳目聪明，不忘，强志倍力。久服轻身不老。

远志始出太山及冤句川谷，今河洛陕西州郡皆有之。苗名小草，三月开红花，四月采根晒干，用者去心取皮。李时珍曰：服之主益智强志，故有远志之称。

远志气味苦温，根荄骨硬，禀少阴心肾之气化。苦温者，心也。骨硬者，肾也。心肾不交，则咳逆伤中。远志主交通心肾，故治咳逆伤中。补不足者，补心肾之不足。除邪气者，除心肾之邪气。利九窍者，水精上濡空窍于阳，下行二便于阴也。神志相通，则益智慧。智慧益，则耳目聪明。心气盛，则不忘。肾气足，则强志倍力。若久服，则轻身不老。抱朴子云：陵阳子仲服远志二十年，有子三十七人，开书所视，记而不忘，此轻身不老之一征也。

细辛　气味辛温，无毒。主咳逆上气，头痛脑动，百节拘挛，风湿痹痛，死肌。久服明目，利九窍，轻身长年。

细辛始出华阴山谷，今处处有之。一茎直上，端生一叶，其茎极细，其味极辛，其叶如葵，其色赤黑。辽冀产者，名北细辛，可以入药。南方产者，名杜衡，其茎稍粗，辛味稍减，一茎有五七叶，俗名马蹄香，不堪入药。

细辛气味辛温，一茎直上，其色赤黑，禀少阴泉下之水阴，而上交于太阳之药也。少阴为水脏，太阳为水府。水气相通，行于皮毛，皮毛之气，内合于肺。若循行失职，则病咳逆上气，而细辛能治之。太阳之脉，起于目内眦，从巅络脑，若循行失职，则病头痛脑动。而细辛亦能治之。太阳之气主皮毛，少阴之气主骨髓，少阴之气不合太阳，则百节拘挛。节，骨节也。百节拘挛，致有风湿相侵之痹痛。风湿相侵，伤其肌腠，故曰死肌。而细辛皆能治之。久服则水精之气，濡于空窍，故明目，利九窍。九窍利，则轻身而长年。

愚按：细辛乃《本经》上品药也，味辛臭香，无毒。主明目利窍。宋元祐陈承谓：细辛单用末，不可过一钱，多则气闭不通而死。近医多以此语忌用，嗟嗟。凡药所以治病者也，有是病，服是药，岂辛香之药而反闭气乎？岂上品无毒而不可多服乎？方书之言，俱如此类，学者不善详察而遵信之，伊黄之门，终身不能入矣。

柴胡　气味苦平，无毒。主心腹肠胃中结气，饮食积聚，寒热邪气，推陈致新。久服轻身明目益精。

柴胡一名地薰，叶名芸蒿，始出宏农川谷及冤句，今长安及河内近道皆有。二月生苗甚香，七月开黄花，根淡赤色，苗之香气直上云间，有鹤飞翔于上，过往闻者，皆神气清爽。柴胡有硬软二种，硬者名大柴胡，软者名小柴胡。小柴胡生于银州者为胜，故又有银柴胡之名。今市肆中另觅草根白色而大，不知何种，名银柴胡，此伪充也，不可用。古茈从草，今柴从木，其义相通。

柴胡春生白蒻，香美可食，香从地出，直上云霄。其根苦平，禀太阴坤土之气，而达于太阳之药也。主治心腹肠胃中结气者。心为阳中之太阳而居上，腹为至阴之太阴而居下，肠胃居心腹之中，柴胡从坤土而治肠胃之结气，则心腹之正气自和矣。治饮食积聚，土气调和也。治寒热邪气，从阴出阳也。从阴出阳，故推陈莝而致新谷。土地调和，故久服轻身。阴气上出于阳，故明目。阳气下交于阴，故益精。

愚按：柴胡乃从太阴地土、阳明中土而外达于太阳之药也。故仲祖《卒病论》言：伤寒中风，不从表解，太阳之气逆于中土，不能枢转外出，则用小柴胡汤达太阳之气于肌表，是柴胡并非少阳主药，后人有病在太阳，而用柴胡，则引邪入于少阳之说，此庸愚无稽之言，后人宗之，鄙陋甚矣。

升麻　气味甘苦平，微寒，无毒。主解百毒，杀百精老物殃鬼，辟瘟疫、瘴气、邪气，蛊毒入口皆吐出，中恶腹痛，时气毒疠，头痛寒热，风肿诸毒，喉痛口疮。久服不夭，轻身长年。

升麻今蜀汉、陕西、淮南州郡皆有，以川蜀产者为胜。一名周麻。春苗夏花，叶似麻叶，其根如蒿根，其色紫黑，多须。

升麻气味甘苦平，甘者土也，苦者火也。主从中土而达太阳之气。太阳标阳本寒，故微寒。盖太阳禀寒水之气而行于肤表，如天气之下连于水也。太阳在上，则天日当空，光明清湛。清湛，故主解百毒。光明，故杀百精老物殃鬼。太阳之气，行于肤表，故辟瘟疫、瘴气、邪气。太阳之气，行于地中，故蛊毒入口皆吐出。治蛊毒，则中恶腹痛自除。辟瘟疫瘴气邪气，则时气毒疠，头痛寒热自散。寒水之气，滋于外而济于上，故治风肿诸毒，喉痛口疮。久服则阴精上滋，故不夭。阳气盛，故轻身。阴阳充足，则长年矣。

愚按：柴胡、升麻，皆达太阳之气，从中土以上升，柴胡从中土而达太阳之标阳，升麻兼启太阳之寒水，细辛更启寒水之气于泉下，而内合少阴，三者大义相同，功用少别。具升转周遍之功，故又名周麻。防风、秦艽、乌药、防己、木通、升麻，皆纹如车辐，而升麻更觉空通。

桂　气味辛温，无毒。主上气咳逆，结气，喉痹，吐吸①，利关节，补中益气。久服通神，轻身不老。

《本经》有牡桂、菌桂之别，今但以桂摄之。桂木臭香，性温，其味辛甘。始出桂阳山谷及合浦、交趾、广州、象州、湘州诸处。色紫黯，味辛甘者为真。若皮色黄白，味不辛甘，香不触鼻，名为柳桂，又名西桂。今药肆中此桂居多。真广者，百无一二。西桂只供发散，不能助心主之神，壮木火之气，用者不可不择。上体枝干质薄，则为牡桂。牡，阳也。枝干治阳本乎上者，亲上也。下体根荄质厚，则为菌桂。菌，根也。根荄治阴本乎下者，亲下也。仲祖《伤寒论》有桂枝加桂汤，是牡桂、菌桂并用也。又云：桂枝去皮，去皮者，只取稍尖嫩枝，外皮内骨皆去之不用。是枝与干又名有别也，今以枝为桂枝，干为桂皮，为官桂，即《本经》之牡桂也。根为肉桂，去粗皮为桂心，即《本经》之菌桂也。生发之机在于干枝，故录《本经》牡桂主治，但题以桂而总摄焉。

桂木凌冬不凋，气味辛温，其色紫赤，水中所生

---

①　吐吸　古病名，即指因肾气不足，不能纳气所致气不归根，呼多吸少等呼吸困难病证。

之木火也。上气咳逆者，肺肾不交，则上气而为咳逆之证。桂启水中之生阳，上交于肺，则上气平而咳逆除矣。结气喉痹者，三焦之气，不行于肌腠，则结气而为喉痹之证。桂秉少阳之木气，通利三焦，则结气通而喉痹可治矣。吐吸者，吸不归根，即吐出也。桂能引下气与上气相接，则吸入之气，直至丹田而后出，故治吐吸也。关节者，两肘两腋、两髀两腘，皆机关之室。周身三百六十五节，皆神气之所游行。桂助君火之气，使心主之神，而出入于机关，游行于骨节，故利关节也。补中益气者，补中焦而益上下之气也。久服则阳气盛而光明，故通神。三焦通会元真于肌腠，故轻身不老。

羌活　气味苦甘辛，无毒。主风寒所击，金疮止痛，奔豚，痫痓，女子疝瘕。久服轻身耐老。甘辛旧本作甘平，误，今改正。

羌活始出雍州川谷及陇西南安，今以蜀汉、西羌所出者为佳。《本经》只言独活，不言羌活，说者谓其生苗。一茎直上，有风不动，无风自摇，故名独活。后人以独活而出于西羌者，名羌活。出于中国，处处有者，名独活。羌活色紫赤，节密轻虚。羌活之中复分优劣，西蜀产者，性优。江淮近道产者，性劣。独活出土黄白，晒干褐黑，紧实无节，其气香烈，其味辛腥。

羌活初出土时，苦中有甘，曝干则气味苦辛，故《本经》言气味苦甘辛，其色黄紫，气甚芳香，生于西蜀，禀手足太阴金土之气化。风寒所击，如客在门而扣击之，从皮毛而入肌腠也。羌活禀太阴肺金之气，则御皮毛之风寒。禀太阴脾土之气，则御肌腠之风寒，故主治风寒所击。金疮止痛，禀土气而长肌肉也。奔豚乃水气上奔，土能御水逆，金能益子虚，故治奔豚。痫痉、风痫，风痉也。金能制风，故治痫痉。肝木为病，疝气，瘕聚。金能平木，故治女子疝瘕。久服则土金相生，故轻身耐老。

防风　气味甘温，无毒。主大风头眩痛，恶风风邪，目盲无所见，风行周身，骨节疼痛烦满。久服轻身。

防风始出沙苑川泽及邯郸、琅玡、上蔡，皆属中州之地。春初发嫩芽，红紫色，三月茎叶俱青，五月开细白花，六月结实黑色，九月、十月采根，色黄空通。

防风茎、叶、花、实，兼备五色，其味甘，其质黄，其臭香，禀土运之专精，治周身之风证。盖土气厚，则风可屏，故名防风。风淫于头，则大风头眩痛。申明大风者，乃恶风之风邪，眩痛不已，必至目盲无所见，而防风能治之。又，风邪行于周身，甚至骨节疼痛，而防风亦能治之，久服则土气盛，故轻身。

元人王好古曰：病头痛、肢节痛、一身尽痛，非羌活不能除，乃却乱反正之主君药也。李东垣曰：防风治一身尽痛，随所引而至，乃卒伍卑贱之职也。

愚按：《神农》以上品为君，羌活、防风皆列上品，俱散风治病，何以贵贱回别若是。后人发明药性，多有如此谬妄之论，虽曰无关治法，学者遵而信之，陋习何由得洗乎。

紫苏 气味辛微温，无毒。主下气杀谷，除饮食，辟口臭，去邪毒，辟恶气。久服通神明，轻身耐老。《纲目》误列中品，今改入上品。

紫苏《本经》名水苏，始生九真池泽，今处处有之，好生水旁，因名水苏，其叶面青背紫，昼则森挺，暮则下垂。气甚辛香，开花成穗，红紫色，穗中有细子，其色黄赤，入土易生。后人于壤土莳植，面背皆紫者，名家紫苏。野生瘠土者，背紫面青。《别录》另列紫苏，其实一种，但家野之不同耳。又一种面背皆青，气辛臭香者，为荠苎。一种面背皆白者，名白苏，俱不堪入药。

紫苏气味辛温，臭香色紫，其叶昼挺暮垂，禀太阳天日晦明之气。天气下降，故主下气。下气则能杀谷，杀谷则能除饮食。除，消除也。味辛臭香，故辟口臭。辟口臭，则能去邪毒。去邪毒，则能辟恶气。久服则天日光明，故通神明。天气下降，则地气上升，故轻身耐老。

愚按：紫苏配杏子，主利小便，消水肿，解肌表，定喘逆，与麻黄同功而不走泄正气，故《本经》言：久服通神明，轻身耐老。列于上品。

苏子附 气味辛温，无毒。主下气，除寒，温中。《别录》附。

苏枝附 气味辛平，无毒。主宽中行气，消饮食，化痰涎，治噎膈反胃，止心腹痛，通十二经关窍脉络。《新增》附。

苏枝是茎上傍枝，非老梗也。

橘皮 气味苦辛温，无毒。主治胸中瘕热逆气，利水谷。久服去臭，下气，通神。

> 橘生江南及山南山谷，今江浙荆襄湖岭皆有。枝多坚刺，叶色青翠，经冬不凋，结实青圆，秋冬始熟，或黄或赤，其臭辛香，肉味酸甜，皮兼辛苦。

橘实形圆色黄，臭香肉甘，脾之果也。其皮气味苦辛，性主温散，筋膜似络脉，皮形若肌肉，宗眼如毛孔，乃从脾脉之大络而外出于肌肉毛孔之药也。胸中瘕热逆气者，谓胃上郛郭之间，浊气留聚，则假气成形，而为瘕热逆气之病。橘皮能达胃络之气，出于肌腠，故胸中之瘕热逆气可治也。利水谷者，水谷入胃，藉脾气之散精，橘皮能达脾络之气，上通于胃，故水谷可利也。久服去臭者，去中焦腐秽之臭气，而肃清脾胃也。下气通神者，下肺主之气，通心主之神，橘皮气味辛苦，辛入肺，而苦入心也。

愚按：上古诸方，只曰橘皮个用不切，并无去白之说。李东垣不参经义，不礼物性，承《雷敩炮制》谓：留白则理脾健胃，去白则消痰止嗽。后人习以为法，每用橘红治虚劳咳嗽。夫咳嗽非只肺病，有肝气上逆而咳嗽者，有胃气壅滞而咳嗽者，有肾气奔迫而咳嗽者，有心火上炎而咳嗽者，有皮毛闭拒而咳嗽者，有脾肺不和而咳嗽者。《经》云：五脏六腑皆令人咳，非独肺也。橘皮里有筋膜，外黄内白，其味先甘后辛，其性从络脉而外达于肌肉、毛孔，以之治咳，有从内达外之义。若去其白，其味但辛，只行皮毛，风寒咳嗽似乎相宜，虚劳不足，益辛散矣。后人袭方书糟粕，不穷物性本原，无怪以讹传讹，而莫之止。须知雷敩乃宋人，非黄帝时雷公也。业医者当以上古方制为准绳，如《金匮要略》用橘皮汤治干呕哕，义可知矣。日华子谓：橘瓤上筋膜，治口渴吐酒，煎汤饮甚效。以其能行胸中之饮而行于皮肤也。夫橘皮从内达外，凡汗多里虚，阳气外浮者，宜禁用之。

青橘皮附　气味苦辛温，无毒。主治气滞，下食，破积结及膈气。《图经本草》附。

橘核附　气味苦平，无毒。主治肾疰腰痛，膀胱气痛，肾冷。《日华本草》附。

橘叶附　气味苦平，无毒。主导胸膈逆气，入厥阴。行肝气，消肿散毒。乳痈胁痛，用之行经。《本草衍义补遗》附。

辛夷　气味辛温，无毒。主治五脏身体寒热，风头脑痛，面䵟。久服下气，轻身，明目，增年耐老。

辛夷始出汉中、魏兴、梁州川谷，今近道处处有之。人家园亭亦多种植。树高丈余，花先叶后，叶苞有茸毛。花开白色者，名玉兰，谓花色如玉，花香如兰也。红紫色者，名木笔，谓花苞尖长，俨然如笔也。入药红白皆用，取含苞未开者收之。

辛夷味辛臭香，苞毛花白，禀阳明土金之气化也。阳明者土也，五脏之所归也。故主治五脏不和而为身体之寒热。阳明者金也，金能制风，故主治风淫头脑之痛。阳明之气有余，则面生光，故治面䵟。䵟，黑色也。《经》云：阳明者，胃脉也，其气下行，故久服下气，土气和平，故轻身。金水相生，故明目。下气轻身明目，则增年耐老。

木香　气味辛温，无毒。主治邪气，辟毒疫温鬼，强志，主淋露。久服不梦寤魇寐。

木香始出永昌山谷，今皆从外国舶上来，昔人谓之青木香，后人呼马兜铃根为青木香，改呼此为广木香以别之。《三洞珠囊》云：五香者，木香也。一株五根，一茎五枝，一枝五叶，叶间五节，故名五香。根条左旋，采得二十九日方硬，形如枯骨，烧之能上彻九天，以味苦粘牙者为真，一种番白芷伪充木香，皮带黑而臭腥，不可不辨。

木香其臭香，其数五，气味辛温，上彻九天，禀手足太阴天地之气化，主交感天地之气，上下相通。治邪气者，地气四散也。辟毒疫温鬼者，天气光明也。强志者，天一生水，水生则肾志强。主淋露者，地气上腾，气腾则淋露降。天地交感，则阳阳和，开合利，故久服不梦寤魇寐。梦寤者，寤中之梦。魇寐者，寐中之魇也。

续断　气味苦微温，无毒。主治伤寒，补不足，金疮痈疡，折跌，续筋骨，妇人乳难。久服益气力。

续断始出常山山谷，今所在山谷皆有，而以川蜀者为胜。三月生苗，四月开花红白色，或紫色，似益母草花，根色赤黄，晒干则黑。

续断气味苦温，根色赤黄，晒干微黑，折有烟尘，禀少阴阳明火土之气化，而治经脉三因之证。主治伤寒者，经脉虚而寒邪侵入，为外因之证也。补不足者，调养经脉之不足，为里虚内因之证也。金疮者，金伤成疮，为不内外因之证也。经脉受邪，为痈为疡，亦外因也。折跌而筋骨欲续，亦不内外因也。妇人经脉不足而乳难，亦里虚内因也。续断禀火土之气，而治经脉三因之证者如此。久服则火气盛，故益气。土气盛，故益力也。

蒺藜　气味苦温，无毒。主治恶血，破癥瘕积聚，喉痹，乳难。久服长肌肉，明目，轻身。

蒺藜始出冯翊平泽或道旁，今西北地多有。春时布地，蔓生细叶，入夏做碎小黄花，秋深结实，状如菱米，三角四刺，其色黄白，实内有仁，此刺蒺藜也。《尔雅》名茨。《诗》言：墙有茨者是也。又，同州沙苑一种，生于牧马草地上，亦蔓生布地，茎间密布细刺，七月开花黄紫色，九月结实作荚，长寸许，内子如脂麻，绿色，状如羊肾，味甘微腥，今人谓之沙苑蒺藜，即白蒺藜也。今市肆中以茨蒺藜为白蒺藜，白蒺藜为沙苑蒺藜，古今名称互异，从俗可也。

蒺藜子坚劲有刺，禀阳明之金气，气味苦温，则属于火。《经》云：两火合并，故为阳明，是阳明禀火气而属金也。金能平木，故主治肝木所瘀之恶血，破肠胃郛郭之癥瘕积聚，阴阳交结之喉痹，阳明胃土之乳难，皆以其禀锐利之质而攻伐之力也。久服则阳明土气盛，故长肌肉。金水相生，故明目。长肌肉，故轻身。

其沙苑蒺藜一种，生于沙地，形如羊肾，主补肾益精，治腰痛虚损，小便遗沥。所以然者，味甘带腥，禀阳明土金之气，土生金而金生水也。

桑根白皮　气味甘寒，无毒。主治伤中，五劳六极，羸瘦崩中，绝脉，补虚，益气。《纲目》误书中品，夫桑上之寄生得列上品，岂桑反在中品也，今改入上品。

桑处处有之，而江浙独盛。二月发叶，深秋黄陨，四月植熟，其色赤黑，味甘性温。

　　桑名白桑，落叶后望之，枝干皆白，根皮作纸，洁白而绵，蚕食桑精，吐丝如银，盖得阳明金精之气。阳明属金而兼土，故味甘。阳明主燥而金气微寒，故气寒，主治伤中，续经脉也。五劳，志劳、思劳、烦劳、忧劳、恚劳也。六极，气极、血极、筋极、骨极、肌极、精极也。羸瘦者，肌肉消减。崩中者，血液下注。脉绝者，脉络不通。桑皮禀阳明土金之气，刈而复茂，生长之气最盛，故补续之功如此。

　　桑叶　气味苦寒，主除寒热，出汗。

　　按：《夷坚志》云：严州山寺有一游僧，形体羸瘦，饮食甚少，每夜就枕，遍身汗出，迨旦衣皆湿透，如此二十年无药能疗，期待尽耳。监寺僧曰：吾有药绝验，为汝治之，三日宿疾顿愈，其方单用桑叶一味，乘露采摘，焙干碾末，每用二钱，空腹温米饮调服。或值桑落时，干者亦堪用，但力不如新采者，桑叶是止盗汗之药，非发汗药。《本经》盖谓桑叶主治能除寒热，并除出汗也，恐人误读作发汗解故表而明之。

　　桑枝附　气味苦平，主治遍体风痒干燥，水气，脚气，风气，四肢拘挛，上气，眼运，肺气咳嗽，消食，利小便。久服轻身，聪明耳目，令人光泽。《图经本草》附。

　　桑椹附　止消渴《唐本草》，利五脏，关节痛，安魂，镇神，令人聪明，变白不老。《本草拾遗》附。

　　桑花附　气味苦暖，无毒。主治健脾，涩肠，止鼻洪，吐血，肠风，崩中，带下。《日华本草》附。

桑花生桑枝上白藓也，如地钱花样，刀刮取炒用，非是桑椹花。

桑上寄生　气味苦平，无毒。主腰痛，小儿背强痈肿，充肌肤，坚发齿，长顺眉，安胎。

桑寄生始出弘农川谷及近海州邑海外之境，其地暖而不蚕。桑无剪伐之苦，气厚力充，故枝节间有小木生焉，是为桑上寄生。寄生之叶如橘而厚软。寄生之茎，如槐而肥脆。四月开黄白花，五月结黄赤实，大如小豆，有汁稠黏，断茎视之色深黄者良。寄生木枫槲榉柳水杨等树上皆有之。须桑上生者可用。世俗多以寄生他树者伪充，不知气性不同，用之非徒无益，而反有害。二种黄寄生，形如石斛，一种如柴，不黄色者，皆伪也。

寄生感桑气而寄生枝节间，生长无时，不假土力，夺天地造化之神功。主治腰痛者，腰乃肾之外候，男子以藏精，女子以系胞。寄生得桑精之气，虚系而生，故治腰痛。小儿肾形未足，似无腰痛之证，应有背强痈肿之疾。寄生治腰痛，则小儿背强痈肿，亦能治之。充肌肤，精气外达也。坚发齿，精气内足也。精气外达而充肌肤，则须眉亦长。精气内足而坚发齿，则胎亦安。盖肌肤者，皮肉之余。齿者，骨之余。发与须眉者，血之余。胎者，身之余。以余气寄生之物，而治余气之病，同类相感如此。

寄生实　气味甘平，无毒。主明目，轻身，通神。

柏子仁　气味甘平，无毒。主治惊悸，益气，除风湿，安五脏。久服令人润泽美色，耳目聪明，不饥不老，轻身延年。

柏木处处有之，其实先以太山者为良，今以陕州、宜州、乾州为胜。

柏有数种，叶扁而侧生者，名侧柏叶，可以入药。其实皆圆柏所生，若侧柏之实，尤为佳妙，但不可多得尔，仁色黄白，其气芬香，最多脂液。万木皆向阳，柏独西顾，故字从白，白者西方也。《坤雅》云：柏之指西，犹针之指南也。寇宗奭曰：予官陕西登高望柏，千万株皆一一西指。

柏叶经冬不凋，禀太阳之水气也。仁黄臭香，禀太阴之土气也。水精上资，故治心肾不交之惊悸。土气内充，故益气，除风湿。夫治惊悸，益气，除风湿，则五脏皆和，故安五脏也。仁多脂液，久服则令人润泽而美色，且耳目聪明，五脏安和，津液濡灌，故不饥不老，轻身延年。

侧柏叶附　气味苦，微温，无毒。主治吐血、衄血、痢血、崩中赤白，轻身益气，令人耐寒暑，去湿痹，生肌。《别录》附。

凡草木耐岁寒，冬不落叶者，阴中有阳也，冬令主太阳寒水，而水府属太阳，水脏属少阴，柏叶禀寒水之气，而太阳为标，禀少阴之气而君火为本，故气味苦，微温。主治吐血、衄血、痢血、崩中赤白者，得水阴之气而资养其血液也。轻身益气，令人耐寒暑，去湿痹，生肌者，得太阳之标，少阴之本，而补益其阳气也。柏子仁气味甘平，故禀太阳寒水而兼得太阴之土气，侧柏叶气味苦微温，故禀太阳寒水而兼得少阴之君火。叶实之所以不同者如此。

松脂　气味苦甘温，无毒。主治痈疽恶疮，头疮白秃，疥瘙风气，安五脏，除热。久服轻身，不老延年。

松木之脂，俗名松香，处处山中有之，其木修耸多节，其皮粗厚有鳞，其叶有两鬣、五鬣、七鬣，其花蕊为松黄，结实状如猪心，木之余气结为茯苓，松脂入土，年深化成琥珀。其脂以通明如薰陆香顺者为胜，乃服食辟谷之品，神仙不老之妙药也。熬化滤过即为沥青。

松脂生于松木之中，禀木质而有火土金水之用。气味苦温，得火气也。得火气，故治肌肉之痛，经脉之疽，以及阴寒之恶疮。入土成珀，坚洁如金，裕金气也。裕金气，故治头疡白秃，以及疥癣之风气。色黄臭香，味苦而甘，备土气也。备土气，故安五脏。木耐岁寒，经冬不凋，具水气也。具水气，故除热。久服则五运全精，故轻身，不老延年。

松节附　气味苦温，无毒。主治百邪，久风，风虚脚痹，疼痛，酿酒，主脚软骨节风。《别录》附。

松花附　别名松黄，气味甘温，无毒。主润心肺，益气，除风，止血，亦可酿酒。《本草纲目》附。

茯苓　气味甘平，无毒。主治胸胁逆气，忧恚惊邪，恐悸，心下结痛，寒热，烦满，咳逆，口焦舌干，利小便。久服安魂养神，不饥延年。

茯苓生大山古松根下，有赤白二种。下有茯苓，则上有灵气如丝之状，山中人亦时见之。《史记·龟策传》作茯苓谓松之神灵，伏结而成。小者如拳，大者如斗，外皮皱黑，内质光白，以坚实而大者为佳。

茯苓，本松木之精华，藉土气以结成，故气味甘平，有土位中央而枢机旋转之功。禀木气而枢转，则胸胁之逆气可治也。禀土气而安五脏，则忧恚惊恐悸之邪可平也。里气不和，则心下结痛。表气不和，则为寒为热。气郁于上，上而不下，则烦满咳逆，口焦舌干。气逆于下，交通不表，则小便不利。茯苓位于中土，灵气上荟，主内外旋转，上下交通，故皆治之。久服安肝藏之魂，以养心藏之神。木生火也，不饥延年，土气盛也。

赤茯苓附　　主破结气《药性本草》，泻心、小肠、膀胱湿热，利窍行水。《本草纲目》附。

茯神附　气味甘平，无毒。主辟不祥，疗风眩、风虚、五劳、口干，止惊悸、多恚怒、善忘，开心益智，安魂魄，养精神。《别录》附。

高松木本体，不附根而生者，为茯苓。不离本体，抱根而生者，为茯神。虽分二种，总以茯苓为胜。

茯苓皮附　　主治水肿肤胀，利水道，开腠理。《本草纲目》附。

神木附　　主治偏风，口面㖞斜，毒风筋挛，不语，心神惊掣，虚而健忘。《药性本草》附。

即茯神心内木也，又名黄松节。

愚谓：茯苓之皮与木，后人收用，各有主治，然皆糟粕之药，并无精华之气，不堪列于上品，只因茯苓而类载之于此。

蔓荆子　气味苦，微寒，无毒。主治筋骨间寒热，湿痹拘挛，明目，坚齿，利九窍，去白虫。久服轻身耐老，小荆实亦等。

蔓荆生于水滨，苗高丈余，其茎小弱如蔓，故名蔓荆。春叶夏茂，六月有花，淡红色，九月成实，黑斑色，大如梧子而轻虚。一种木本者，其枝茎坚劲作科不作蔓，名牡荆，结实如麻子大，又名小荆实。

蔓荆多生水滨，其子黑色，气味苦寒，禀太阳寒水之气化，盖太阳本寒标热，少阴本热标寒。主治筋骨间寒热者，太阳主筋病，少阴主骨病，治太阳、少阴之寒热也。湿痹拘挛，湿伤筋骨也。益水之精，故明目。补骨之余，故坚齿。九窍为水注之气，水精充足，故利九窍。虫乃阴类，太阳有标阳之气，故去白虫。久服则筋骨强健，故轻身耐老。小荆实亦等，言蔓荆之外，更有一种小荆，其实与蔓荆之实功力相等，可合一而并用也。

小荆实附　气味苦温，无毒。主除骨间寒热，通利胃气，止咳逆，下气。《别录》附。

槐实　气味苦寒，无毒。主治五内邪气热，止涎唾，补绝伤，火疮，妇人乳瘕，子脏急痛。

槐始出河南平泽，今处处有之。有数种，叶大而黑者，名櫰槐。昼合夜开者，名守宫。槐叶细而青绿者，但谓之槐。槐之生也，季春五日而兔目，十日而鼠耳，更旬日而始规，再旬日而叶成，四五月间开黄花，六七月间结实作夹，连珠中有黑子，以子连多者为妙，其木材坚重，有青黄白黑色。《周礼》冬取槐檀之火。《淮南子》云：老槐生火。《天元主物薄》云：老槐生丹，槐之神异如此，其花未开时，炒过煎水，染黄甚鲜。陈藏器曰：子上房，七月收之，可染皂，近时用槐花染绿。

槐生中原平泽，花黄子黑，气味苦寒，木质有青、黄、白、黑色，老则生火生丹，备五运之全精，故主治五内邪气之热，五脏在内，故曰五内。邪气热，因邪气而病热也。肺气不能四布其水精，则涎唾上涌，槐实能止之。肝血不能渗灌于络脉，则经脉绝伤，槐实能补之。心火内盛，则为火疮。脾土不和则为乳瘕。肾气内逆，则子脏急痛。槐禀五运之气，故治肺病之涎唾，肝病之绝伤，心病之火疮，脾病之乳瘕，肾病之急痛，而为五内邪气之热者如此。

槐花附　气味苦平，无毒。主治五痔，心痛，眼赤，杀腹脏虫，及皮肤风热，肠风泻血，赤白痢。《日华本草》附。

槐枝附　气味苦平，无毒。主治洗疮，及阴囊下湿痒。八月断大枝，候生嫩蘖，煮汁酿酒，疗大风痿痹，甚效。《别录》附。

槐叶附　气味苦平，无毒。主治煎汤，治小儿惊痫壮热，疥癣及疔肿。皮茎同用。《日华本草》附。

槐胶附　气味苦平，无毒。主治一切风化涎痰，清肝脏风，筋脉抽掣，及急风口噤。《嘉祐本草》附。

干漆　气味辛温，无毒。主治绝伤，补中，续筋骨，填髓脑，安五脏，五缓六急，风寒湿痹。生漆去长虫。久服轻身耐老。

漆树始出汉中山谷，今梁州、益州、广东、金州、歙州、陆州皆有。树高二三丈，干如柿，叶如椿，花如槐，实如牛奈子，木心色黄，六七月刻取滋汁，或以斧凿取干漆，不假日曝，乃自然干者，状如蜂房孔，孔间隔者为佳。

漆木生于西北，凿取滋汁而为漆，日曝则反润，阴湿则易干，如人胃府水谷所化之津液，奉心则化赤为血，即日曝反润之义也。入肾脏则凝结为精，即阴湿易干之义也。干漆气味辛温，先白后赤，生干则黑，禀阳明金精之质，而上奉于心，以资经脉，下交于肾，以凝精髓之药也。主治绝伤，资经脉也。补中，阳明居中土也。续筋骨者，治绝伤，则筋骨亦可续也。填髓脑者，凝精髓也。阳明水谷之精，滋灌五脏，故安五脏。弛纵曰缓，拘掣曰急，皆不和之意，五脏不和而弛纵，是为五缓，六腑不和而拘掣，是为六急。五缓六急，乃风寒湿之痹证，故曰风寒痹也。《素问·痹论》云：五脏皆有外合，六腑亦各有俞。皮肌脉筋骨之痹，各以其时，重感于风寒湿之气，则内舍五脏。五脏之痹，犹五缓也。风寒湿气中其俞，而食饮应之。循俞而入，各舍其腑。六腑之痹，犹六急也。是五缓六急，乃风寒湿痹也。生漆色白属金，金能制风，故生漆去长虫。久服则中土之精，四布运行，故轻身耐老。

黄连 气味苦寒，无毒。主治热气，目痛，眦伤泣出，明目，肠澼，腹痛下痢，妇人阴中肿痛。久服令人不忘。

黄连始出巫阳山谷，及蜀郡太山之阳，今以雅州者为胜。苗高尺许，似茶丛生，一茎三叶，凌冬不凋，四月开花黄色，六月结实如芹子，色亦黄，根如连珠，形如鸡距，外刺内空。

黄连生于西蜀，味苦气寒，禀少阴水阴之精气。主治热气者，水滋其火，阴济其阳也。目痛、眦伤泣出者，火热上炎于目，则目痛而眦肉伤，眦肉伤则泣出。又曰：明目者，申明治目痛，眦伤泣出，以其能明目也。肠澼者，火热内乘于阴，夫热淫于内，薄为肠澼，此热伤阴分也。腹痛下痢者，风寒暑湿之邪伤其经脉，不能从肌腠而外出，则下行肠胃，致有肠痛下痢之证。黄连泻火热而养阴，故治肠澼腹痛下痢。妇人阴中肿痛者，心火协相火而交炽也。黄连苦寒，内清火热，故治妇人阴中肿痛。久服令人不忘者，水精上滋，泻心火而养神，则不忘也。大凡苦寒之药，多在中品、下品，唯黄连列于上品者，阴中有阳，能济君火而养神也。少阴主水而君火在上，起冬不落叶。

　　凡物性有寒热温清燥润，及五色五味。五色五味以应五运，寒热温清燥润以应六气，是以上古司岁备物。如少阴君火，少阳相火司岁，则备温热之药。太阳寒水司岁，则备阴寒之药。厥阴风木司岁，则备清凉之药。太阴湿土司岁，则备甘润之药。阳明燥金司岁，则备辛燥之药。岐伯曰：司岁备物得天地之专精，非司岁备物则气散也。后世不能效上古之预备，因加炮制以助其力。如黄连水浸，附子火炮，即助寒水君火之火。后人不体经义，反以火炒黄连，尿煮附子。寒者热之，热者寒之，是制也，非制也。譬之鹰犬之力，在于爪牙。今束其爪，缚其牙，亦何贵乎鹰犬哉。

　　蒲黄　气味甘平，无毒。主治心腹、膀胱寒热，利小便，止血，消瘀血。久服轻身，益气力，延年神仙。

　　蒲，香蒲水草也，蒲黄乃香蒲花中之蕊屑，细若金粉，今药肆或以松花伪充，宜辨之。始出河东池泽，今处处有之，以秦州者为胜。春初生嫩叶，出水红白色，茸茸然。至夏抽梗于丛叶中，花抱梗端，如武士棒杵，故俚俗谓之蒲槌。

香蒲生于水中，色黄味甘，禀水土之专精，而调和其气血。主治心腹、膀胱寒热，利小便者，禀土气之专精，通调水道，则心腹、膀胱之寒热俱从小便出，而气机调和矣。止血，消瘀血者，禀水气之专精，生其肝木，则止新血，消瘀血，而血脉调和矣。久服则水气充足，土气有余，故轻身，益气力，延年神仙。

菊花　气味苦平，无毒。主治诸风头眩肿痛，目欲脱，泪出，皮肤死肌，恶风湿痹。久服利血气，轻身，耐老延年。

菊花处处有之，以南阳菊潭者为佳，菊之种类不一，培植而花球大者，只供玩赏。生于山野田泽，开花不起楼子，色只黄白二种，名茶菊者，方可入药，以味甘者为胜。古云：甘菊延令，苦菊泄人，不可不辨。《本经》气味主治，概茎叶花实而言，今时只用花矣。

菊花《本经》名节华，以其应重阳节候而华也。《月令》云：九月菊有黄花，茎叶味苦，花味兼甘，色有黄白，禀阳明秋金之气化。主治诸风头眩肿痛，禀金气而制风也。目欲脱泪出，言风火上淫于目，痛极欲脱而泪出。菊禀秋金清肃之气，能治风木之火热也。皮肤死肌，恶风湿痹，言感恶风湿邪而成风湿之痹证，则为皮肤死肌。菊禀金气，而治皮肤之风，兼得阳明土气，而治肌肉之湿也。周身血气，生于阳明胃府，故久服利血气轻身，血气利而轻身，则耐老延年。

茵陈蒿　气味苦平，微寒，无毒。主治风湿寒热邪气，热结黄疸。久服轻身益气，耐老，面白悦，长年。

白兔食之仙。

　　茵陈蒿始出太山及丘陵坡岸上，今处处有之，不若太山者佳。苗似蓬蒿，其叶紧细，臭香如艾，秋后茎枯，终冬不死，至春因旧根而复生，故名茵陈。一种开花结实者，名铃儿茵陈。无花实者，名毛茵陈，入药以无花实者为胜。

　　《经》云：春三月，此为发陈，茵陈因旧苗而春生，盖因冬令水寒之气，而具阳春生发之机。主治风湿寒热邪气，得生阳之气，则外邪自散也。热结黄疸，得水寒之气，则内热自除也。久服则生阳上升，故轻身益气耐老。因陈而生新，故面白悦，长年。兔乃纯阴之物，喜阳春之气，故白兔食之而成仙。

　　天名精　气味甘寒，无毒。主治瘀血，血瘕欲死，下血，止血，利小便。久服轻身耐老。

　　天名精合根苗花实而言也，根名土牛膝，苗名活鹿草。实名鹤虱。所以名活鹿者，《异苑》云：宋元嘉中青州刘射一鹿，剖五脏以此草塞之，蹶然而起。懵怪而拔草便倒，如此三度，懵因密录，此草种之，治折伤愈多人，因以名之。始出平原川泽，今江湖间皆有之，路旁阴湿处甚多。春生苗，高二三尺，叶如紫苏叶而尖长，七月开黄白花，如小野菊，结实如茼蒿子，最粘人衣，狐气尤甚。炒熟则香，因名鹤虱，俗名鬼虱，其根黄白色，如牛膝而稍短，故名土牛膝。

　　鹿乃纯阳之兽，得此天名精而复活，盖禀水天之气而多阴精，故能治纯阳之鹿。主治瘀血，血瘕欲死，得水天之精气。阴中有阳，阳中有阴，故瘀久成瘕之积血，至欲死而可治，亦死而能生之义也。又曰：下血、止血者，申明所以能治瘀血血瘕欲死，以其能下积血，而复止新血也。水精之气，上合于天，则小便自利。久服则精气足，故轻身耐老。

鹤虱附　气味苦辛，有小毒。主治蛔蛲虫。《唐本草》附。

鹤虱得天日之精气在上，故主杀阴类之蛔蛲。

土牛膝附　又名杜牛膝，气味苦寒，主治吐血，牙痛，咽喉肿塞，诸骨哽咽。《新增》附。

天者阳也，下通水精，水者阴也，阴柔在下，故根名土牛膝。阳刚在上，故苗名活鹿，子名鹤虱，于命名之中，便有阴阳之义。

石龙刍　气味苦，微寒，无毒。主治心腹邪气，小便不利，淋闭，风湿，鬼疰，恶毒。久服补虚羸，轻身，耳目聪明，延年。

石龙刍一名龙须草，近道水石处皆有之，生于缙云者佳，故又名缙云草。苗丛生直上，并无枝叶，状如棕心草。夏月茎端作小穗，开花结细实，赤色。吴人多裁莳之以织席。

石龙刍气味苦寒，生于水石间，得少阴水精之气化，故以龙名。又，龙能行泄其水精也，主治心腹邪气者，少阴水精之气，上交于心，则心腹之邪气可治也。小便不利，淋闭者，热邪下注而病淋，浊气不化而仍闭结，皆为小便不利。龙刍能启水精之气，上交于心，上下相交，则小便自利矣。又，少阴神气外浮，则能去风湿。少阴神气内藏，则能除鬼疰也。又曰：恶毒者，言鬼疰之病，皆恶毒所为，非痈毒也。久服则水火相济，故能补虚羸而轻身。精神充足，故耳目聪明而延年。

车前子　气味甘寒，无毒。主治气癃，止痛，利水道小便，除湿痹。久服轻身耐老。

车前草《本经》名当道，《诗》名芣苢，好生道旁及牛马足迹中，故有车前当道，及牛遗马舄之名。江湖淮甸处处有之，春生苗叶，布地中，抽数茎作穗如鼠尾，花极细密，青色微赤，结实如葶苈子，赤黑色。

乾坤皆有动静，夫坤，其静也翕，其动也辟。车前好生道旁，虽牛马践踏不死，盖得土气之用，动而不静者也。气癃，膀胱之气癃闭也。气癃则痛，痛则水道之小便不利。车前得土气之用，土气行则水道亦行，而膀胱之气不癃矣。不癃则痛止，痛止则水道之小便亦利矣。土气运行，则湿邪自散，故除湿痹。久服土气升而水气布，故轻身耐老。《神仙服食经》云：车前，雷之精也，夫震为雷，为长男。《诗》言：采采芣苢，亦欲妊娠而生男也。

冬葵子　气味甘寒滑，无毒。主治五脏六腑寒热，羸瘦，五癃，利小便。久服坚骨，长肌肉，轻身延年。

葵菜处处有之，以八九月种者，覆养过冬，至春作子，谓之冬葵子。如不覆养，正月复种者，谓之春葵。三月始种，五月开红紫花者，谓之蜀葵。八九月开黄花者，谓之秋葵。葵种不一，此外尚有锦葵、黄葵、终葵、莵葵之名，花具五色及间色，更有浅深之不同。

葵花开五色，四季长生，得生长化收藏之五气，故治五脏六腑之寒热羸瘦。冬葵子覆养过冬，气味甘寒而滑，故治五癃。夫膀胱不利为癃。五为土数，土不运行，则水道闭塞，故曰五癃。治五癃，则小便自利。久服坚骨，得少阴之气也。长肌肉，得太阴之气也。坚骨长肌，故轻身延年。

地肤子　气味苦寒，无毒。主治膀胱热利小便，补中，益精气。久服耳目聪明，轻身耐老。

地肤子多生平泽田野，根作丛生，每窠有二三十茎，七月间开黄花，结子青白，晒干则黑，似初眠蚕砂之状。

地肤子气味苦寒，禀太阳寒水之气化，故主治膀胱之热而利小便。膀胱位居胞中，故补中而益水精之气。久服则津液滋灌，故耳目聪明，轻身耐老。

虞抟《医学正传》云：抟兄年七十，秋间患淋，二十余日，百方不效，后得一方，取地肤草，捣自然汁服之，遂通。至贱之物，有回生之功如此，是苗叶亦有功也。

决明子　气味咸平，无毒。主治青盲、目淫、肤赤、白膜、眼赤泪出。久服益精光，轻身。

决明子处处有之，初夏生苗，茎高三四尺，叶如苜蓿，本小末大，昼开夜合，秋开淡黄花五出，结角如细缸豆，长二三寸，角中子数十粒，色青绿而光亮，状如马蹄，故名马蹄决明，又别有草决明，乃青葙子也。

目者肝之窍，决明气味咸平，叶司开合，子色紫黑而光亮，禀太阳寒水之气，而生厥阴之肝木，故主治青盲、目淫、肤赤。青盲则生白膜，肤赤乃眼肤之赤，目淫则多泪，故又曰：白膜眼赤泪出也。久服则水精充溢，故益精光，轻身。

茺蔚子　气味辛甘，微温，无毒。主明目，益精，除水气。久服轻身。

茺蔚《本经》名益母，又名益明。《尔雅》名萑。今处处有之，近水湿处甚繁。春生苗如嫩蒿，入夏长三四尺，其茎方，其叶如艾，节节生穗，充盛蔚密，故名茺蔚。五月采穗，九月采子，每萼内有细子四粒，色黑褐。

茺蔚茎叶甘寒，子辛温。《本经》辛甘微温，概苗实而言也。茎方子黑，喜生湿地，禀水土之气化，明目益精，得水气也。除水气，土气盛也。久服则精气充蔚，故轻身。

茺蔚茎叶花穗　气味甘寒，微苦辛。主治隐疹，可作浴汤。

《诗》言：中谷有蓷，暵其干矣。益母草得水湿之精，能耐旱暵，滋养皮肤，故主治隐疹，可作汤浴。

茺蔚子明目益精而补肾，复除水气以健脾，故有茺蔚之名。益母草清热而解毒，凉血以安胎，故有益母之名。

李时珍曰：茺蔚子治妇女经脉不调、胎产，一切血气诸病妙品也。其根、茎、花、叶、实并皆入药，可同用。若治手足厥阴血分风热，明目，益精，调女人经脉，则单用茺蔚子为良。若治肿毒疮疡，消水行血，妇人胎产诸病，则宜并用为良。盖其根、茎、花、叶专于行，而子则行中有补故也。又曰：茎叶味辛而苦，花味微苦甘，根味甘，并无毒。

丹砂　气味甘，微寒，无毒。主治身体五脏百病，养精神，安魂魄，益气明目，杀精魅邪恶鬼。永服通神明，不老，能化为汞。

丹砂又名朱砂，始出涪州山谷，今辰州、锦州及云南、波斯蛮獠洞中石穴内皆有，而以辰州者为胜，故又名辰砂。大者如芙蓉花，小者如箭镞，碎之作墙壁光明可鉴，成层可拆研之。鲜红斯为上品。细小者为米砂，淘土石中得者为土砂，又名阴砂，皆为下品。苏恭曰：形虽大而杂土石，又不若细而明净者佳。

水银出于丹砂之中，精气内藏，水之精也。色赤体坚，象合离明，火之精也。气味甘寒，生于土石之中，乃资中土，而得水火之精。主治身体五脏百病者，五脏之气，内归坤土，外合周身，丹砂从中土而达五脏之气，出于身体，则百病咸除。养精神者，养肾藏之精，心藏之神，而上下水火相交矣。安魂魄者，安肝藏之魂，肺藏之魄，而内外气血调和矣。调和其气，故益气。调和其血，故明目。上下水火相交，则精魅之怪，邪恶之鬼自消杀矣。久服则灵气充盛，故神明不老，内丹可成，故能化为汞。

云母 气味甘平，无毒。主治身皮死肌，中风寒热，如在车船上，除邪气，安五脏，益子精，明目。久服轻身延年。

云母出太山山谷、齐山、庐山，及琅琊、北定山石间，今兖州云梦山及江州、淳州、杭越间，亦有生土石间，作片成层可析，明滑光白者为上。候云气所出之处，于下掘取即获，但掘时忌作声，此石乃云之根，故名云母，而云母之根，则阳起石也。

今时用阳起石者有之，用云母者甚鲜，故但存《本经》原文，不加诠释，后凡存《本经》而不诠释者，义俱仿此。

赤石脂 气味甘平，无毒。主治黄疸，泄痢，肠癖脓血，阴蚀，下血赤白，邪气痈肿，疽痔，恶疮，头疡疥瘙。久服补髓益气，肥健不饥，轻身延年，五色石脂，各随五色，补五脏。

《本经》概言五色石脂，今时只用赤白二脂。赤白二脂，赤中有白，白中有赤，总名赤石脂。不必如《别录》分为二也。始出南山之阳，及延州、潞州、吴郡山谷中，今四方皆有。此石中之脂，如骨之髓，故揭石取之以理腻粘舌缀唇者为上。

石脂乃石中之脂，为少阴肾脏之药。又，色赤象心，甘平属土。主治黄疸、泄痢、肠癖脓血者，脾土留湿，则外疸黄而内泄痢，甚则肠癖脓血。石脂得太阴之土气，故可治也。阴蚀下血赤白，邪气痈肿、疽痔者，少阴脏寒，不得君火之阳热以相济，致阴蚀而为下血赤白，邪气痈肿而为疽痔。石脂色赤，得少阴之火气，故可治也。恶疮、头疡、疥瘙者，少阴火热不得肾脏之水气以相滋，致火热上炎，而为恶疮之头疡疥瘙。石脂生于石中，得少阴水精之气，故可治也。久服则脂液内生，气血充盛，故补髓益气。补髓助精也，益气助神也，精神交会于中土，则肥健不饥，而轻身延年。《本经》概言五色石脂，故曰各随五色补五脏。

滑石　气味甘寒，无毒。主治身热泄癖，女子乳难，癃闭，利小便，荡胃中积聚寒热，益精气。久服轻身耐饥，长年。

滑石一名液石，又名营石，始出赭阳山谷及太山之阴，或掖北白山，或卷山，今湘州、永州、始安、岭南近道诸处皆有。初取柔软，久渐坚硬，白如凝脂，滑而且腻者佳。

滑石味甘属土，气寒属水，色白属金。主治身热泄癖者，禀水气而清外内之热也。热在外则身热，热在内则泄癖也。女子乳难者，禀金气而生中焦之汁，乳生中焦，亦水类也。治癃闭，禀土气而化水道之出也。利小便，所以治癃闭也。荡胃中积聚寒热，所以治身热泄澼也。益精气，所以治乳难也。久服则土生金而金生水，故轻身耐饥，长年。

消石 气味苦寒，无毒。主治五脏积热，胃胀闭，涤去蓄结饮食，推陈致新，除邪气。炼之如膏。久服轻身。

消石又名火消，又名焰消。丹炉家用制五金八石，银工用化金银，军中用作烽遂火药，得火即焰起，故有火消、焰消之名。始出益州山谷及武都、陇西、西羌，今河北、庆阳、蜀中皆有，乃地霜也。冬间遍地生如白霜，扫取以水淋汁，煎炼而成，状如朴消，又名生消。再煎提过，或有锋芒如芒消，或有圭棱如马牙消，故消石亦有芒消、牙消之名，与朴消之芒牙同称，然水火之性则异也。

消石乃冬时地上所生白霜，气味苦寒，禀少阴、太阳之气化。盖少阴属冬令之水，太阳主六气之终。遇火能焰者，少阴上有君火，太阳外有标阳也。主治五脏积热，胃胀闭者，言积热在脏，致胃府之气胀闭不通。消石禀水寒之气，而治脏热。具火焰之性，而消胃胀也。涤去蓄结饮食，则胃府之胀闭自除。推陈致新，除邪气，则五脏之积热自散。炼之如膏，得阴精之体，故久服轻身。消石、朴消皆味盐性寒，《本经》皆言苦寒，初时则盐极而苦，提过则转苦为咸矣。

朴消 气味苦寒，无毒。主治百病，除寒热邪气，逐六腑积聚结固留癖，能化七十二种石。炼饵服之，轻身神仙。

朴消始出益州山谷有咸水之阳，今西蜀青齐河东河北皆有。生于斥卤之地土，人刮扫煎汁，经宿结成，再煎提净，则结成白消，如冰如蜡。齐卫之消，底多而面上生细芒如锋，所谓芒消是也。川晋之消，底少而面上生牙，如圭角作六棱，纵横玲珑，洞彻可爱，所谓马牙消是也。

愚按：雪花六出，玄精石六棱，六数为阴，乃水之成数也。朴消、消石皆感地水之气结成，而禀寒水之气化，是以形类相同，但消石遇火能焰，兼得水中之天气。朴消只禀地水之精，不得天气，故遇火不焰也。所以不同者如此。有谓：冬时采取则为消石，三时采取则为朴消。有谓：扫取白霜则为消石，扫取泥汁则为朴消。有谓：出处虽同，近山谷者则为消石，近海滨者则为朴消。诸说不同，今并存之，以俟订正。

朴消禀太阳寒水之气化，夫太阳之气，本于水府，外行通体之皮毛，从胸膈而入于中土。主治百病寒热邪气者，外行于通体之皮毛也。外感百病虽多，不越寒热之邪气，治寒热邪气，则外感之百病皆治矣。逐六腑积聚结固留癖者，从胸膈而入于中土也，太阳之气，入于中土，则天气下交于地，凡六腑积聚结固留癖可逐矣。能化七十二种石者，朴消味咸，咸能软坚也。天一生水，炼饵服之，得先天之精气，故轻身神仙。

矾石 气味酸寒，无毒。主治寒热泄痢白沃，阴蚀恶疮，目痛，坚骨齿。炼饵服之，轻身不老增年。

矾石始出河西山谷及陇西武都石门，今益州、晋州、青州、慈州、无为州皆有。一名湟石，又名羽湟、羽泽。矾有五种，其色各异，有白矾、黄矾、绿矾、皂矾、绛矾之不同。矾石，白矾也，乃采石敲碎煎炼而成洁白光明者，为明矾。成块光莹如水晶者，为矾精。煎矾之法，采石数百斤，用水煎炼，其水成矾石之斤数不减，是石中之精气，假水而成矾，故有羽湟、羽泽之名。湟泽，水也，羽，聚也，谓聚水而成也。

矾石以水煎石而成，光亮体重，酸寒而涩，是禀水石之专精，能肃清其秽浊。主治寒热泄痢白沃者，谓或因于寒，或因于热，而为泄痢白沃之证。矾石清涤肠胃，故可治也。阴蚀恶疮者，言阴盛生虫，肌肉如蚀，而为恶疮之证，矾石酸涩杀虫，故可治也。以水煎石，其色光明，其性本寒，故治目痛。以水煎石，凝结成矾，其质如石，故坚骨齿。炼而饵服，得石中之精，补养精气，故轻身不老增年。

石胆 气味酸辛寒，有小毒。主明目，治目痛，金疮诸痫痉，女子阴蚀痛，石淋寒热，崩中下血，诸邪毒气，令人有子。炼饵服之，不老。久服增寿神仙。

石胆《本经》名黑石，俗呼胆矾。始出秦川羌道山谷大石间，或羌里句青山，今信州铅山、嵩岳及蒲州皆有之。生于铜坑中，采得煎炼而成。又有自然生者，尤为珍贵。大者如拳，如鸡卵，小者如桃栗，击之纵横分解，但以火烧之成汁者，必伪也。涂于铁上及铜上烧之红者，真也。

胆矾气味酸辛而寒。酸，木也。辛，金也。寒，水也。禀金水木相生之气化。禀水气，故主明目，治目痛。禀金气，故治金疮诸痫痉，谓金疮受风，变为痫痉也。禀木气，故治女子阴蚀痛，谓土湿溃烂，女子阴户如虫啮缺伤而痛也。金生水，而水生木，故治石淋寒热，崩中下血，诸邪毒气，令人有子。夫治石淋寒热，崩中下血，金生水也。治诸邪毒气，令人有子，水生木也。炼饵服之不老，久服增寿神仙，得石中之精也。

石钟乳 气味甘温，无毒。主治咳逆上气，明目，益精，安五脏，通百节，利九窍，下乳汁。

石钟乳一名虚中，一名芦石，一名鹅管石，皆取中空之意。石之津气钟聚成乳滴溜成石，故名石钟乳。今倒名钟乳石矣。出太山少室山谷，今东境名山石洞皆有，唯轻薄中通形如鹅翎管，碎之如爪甲，光明者为上。

石钟乳乃石之津液融结而成，气味甘温。主滋中焦之汁，上输于肺，故治咳逆上气。中焦取汁奉心，化赤而为血，故明目。流溢于中而为精，故益精。精气盛，则五脏和，故安五脏。血气盛，则百节和，故通百节。津液濡于空窍，则九窍自利。滋于经脉，则乳汁自下。

禹余粮　气味甘寒，无毒。主治咳逆，寒热烦满，下赤白，血闭，癥瘕大热，炼饵服之，不饥，轻身延年。

禹余粮始出东海池泽及山岛中，今多出东阳泽州、潞州，石中有细粉如面，故曰余粮。李时珍曰：禹余粮乃石中黄粉，生于池泽，其生于山谷者，为太一余粮也。

仲祖《伤寒论》云：汗家重发汗，必恍惚心乱，小便已阴痛，宜禹余粮丸。全方失传，世亦罕用。

太一余粮　气味甘平，无毒。主治咳逆上气，癥瘕，血闭，漏下，除邪气，肢节不利。久服耐寒暑，不饥，轻身，飞行千里，神仙。

陈藏器曰：太，大也。一，道也。大道之师，即理化神君，禹之师也，师尝服之，故有太一之名。陶弘景曰：《本草》有太一余粮、禹余粮两种，治体相同，而今世唯有禹余粮，不复识太一矣。李时珍曰：生池泽者，为禹余粮，生山谷者，为太一余粮，本是一物。晋宋以来，不分山谷池泽，通呼为太一禹余粮，义可知矣。

空青　气味甘酸寒，无毒。主治青盲，耳聋，明目利九窍，通血脉，养精神，益肝气。久服轻身延年。

空青一名杨梅青，始出益州山谷及越隽山，今蔚兰、宣梓诸州有铜处，铜精熏则生空青，大者如拳如卵，小者如豆粒，或如杨梅。其色青，其中皆空，故曰空青。内有浆汁，为治目神药。不空无浆者，白青也。今方家以药涂铜物上，生青刮下，伪作空青，真者不可得。

紫石英　气味甘温，无毒。主治心腹咳逆邪气，补不足，女子风寒在子宫，绝孕，十年无子。久服温中，轻身延年。

紫石英始出太山山谷，今会稽、诸暨、乌程、永嘉、阳山、东莞山中皆有，唯太山者最胜。其色淡紫，其质莹澈，大小皆具五棱，两头如箭镞。

白石英　气味甘，微温，无毒。主治消渴，阴痿不足，咳逆，胸膈间久寒，益气，除风湿痹。久服轻身长年。

白石英始出华阴山谷及太山，今寿阳、泽州、虢州、洛州山中俱有。大如指，长二三寸，六面如削，白莹如玉而有光，长五六寸，益佳。或问天地开辟，草木始生，后人分移莳植，故他处亦有。今土中所生之石，亦有始生，与他处之分何耶？愚曰：草木金石虫鱼皆为物类，始生者开辟之初，物之先见也。他处者，生育之广，物之繁盛也。天气从东南而西北，则草木始生东南者，未始不生西北，西北虽生，不如东南之力也。地气从西北而东南，则金石之始生西北者，未始不生东南，东南虽生，不如西北之力也。而岂莳植移徒之谓哉。若以草木土石而异视之，何所见之不大也。

紫白石英，品类相同，主治亦不甚远。紫为木火之色，气味甘温，故治心腹、肾脏之寒。白为金方之色，气味甘，微温，亦治肾脏、胸膈之寒，而兼上焦之燥，此大体同而微异也。

龙骨　气味甘平，无毒。主治心腹鬼疰，精物老魅，咳逆，泄痢脓血，女子漏下，癥瘕坚结，小儿热气惊痫。

晋地川谷及大山山岩，水岸土穴之中多有死龙之骨，今梁益、巴中、河东州郡山穴、水涯间亦有之骨。有雌雄骨，细而纹广者，雌也。骨粗而纹狭者，雄也。入药取五色具而白地碎纹，其质轻虚，舐之粘舌者为佳。黄白色者次之，黑色者下也。其质白重，而花纹者不细者，名石龙骨，不堪入药，其外更有齿角，功用与龙骨相等。

鳞虫三百六十，而龙为之长，背有八十一鳞，具九九之数，上应东方七宿，得冬月蛰藏之精，从泉下而上腾于天，乃从阴出阳，自下而上之药也。主治心腹鬼疰、精物老魅者，水中天气，上交于阳，则心腹和平，而鬼疰精魅之阴类自消矣。咳逆者，天气不降也。泄痢脓血者，土气不藏也。女子漏下者，水气不升也。龙骨启泉下之水精，从地土而上腾于天，则阴阳交会。上下相和，故咳逆、泄痢漏下，皆可治也。土气内藏，则癥瘕坚结自除，水气上升，则小儿热气惊痫自散，不言久服，或简脱也。

鹿茸　气味甘温，无毒。主治漏下恶血，寒热，惊痫，益气，强志，发齿，不老。《本经》以白胶入上品，鹿茸入中品，今定俱入上品。

鹿游处山林，孕六月而生，性喜食龟，能别良草，卧则口鼻对尾闾，以通督脉。凡含血之物，肉最易长，筋次之，骨最难长，故人年二十骨髓方坚，唯麋鹿之角，自生至坚，无两月之久，大者至二十余斤，计一日夜须生数两。凡骨之生无速于此，故能补骨血，益精髓。又，头者，诸阳之会，上钟于茸，故能助阳。凡用必须鹿茸，今麋鹿并用，不可不别。

鹿性纯阳，息通督脉，茸乃骨精之余，从阴透顶，气味甘温，有火土相生之义。主治漏下恶血著，土气虚寒，则恶血下漏。鹿茸禀火气而温土，从阴出阳，下者举之，而恶血不漏矣。寒热惊痫者，心为阳中之太阳，阳虚则寒热。心为君主而藏神，神虚则惊痫。鹿茸阳刚渐长，心神充足，而寒热惊痫自除矣。益气强志者，益肾脏之气，强肾藏之志也。生齿不老者，齿为骨之余，从其类而补之，则肾精日益，故不老。

鹿角胶　气味甘平，无毒。主治伤中，劳绝，腰痛，羸瘦，补中，益气，妇女血闭无子，止痛，安胎。久服轻身延年。

鹿角胶原名白胶，以鹿角寸截，米泔浸七日令软，再入急流水中浸七日，刮去粗皮，以东流水，桑柴火煮七日，旋旋添水，取汁沥净，加无灰酒熬成膏，冷则胶成矣。

鹿茸形如萌栗，有初阳方生之意。鹿角形如剑戟，具阳刚坚锐之体，水熬成胶，故气味甘平，不若鹿茸之甘温也。主治伤中劳绝者，中气因七情而伤，经脉因劳顿而绝。鹿胶甘平滋润，故能治也。治腰痛羸瘦者，鹿运督脉，则腰痛可治矣。胶能益髓，则羸瘦可治矣。补中者，补中焦。益气者益肾气也。治妇人血闭无子者，鹿性纯阳，角具坚刚，胶质胶润下，故能启生阳，行瘀积，和经脉而孕子也。止痛安胎者，更和经脉而生子也。久服则益阴助阳，故轻身延年。

鹿角　气味咸温，无毒。主治恶疮痈肿，逐邪恶气，邪留血在阴中，除少腹血痛，腰脊痛，折伤恶血，益气。《别录》附。

鹿角功力与茸、胶相等，而攻毒破泄，行之瘀逐邪之功居多，较茸、胶又稍锐焉。

牛黄　气味苦平，有小毒。主治惊痫寒热，热盛狂痉，除邪逐鬼。

牛黄生陇西及晋地之特牛胆中，得之须阴干百日使燥，无令见日月光。出两广者，不甚佳。出川蜀者，为上。凡牛有黄，身上夜视有光，眼如血色，时时鸣吼，恐惧人。又好照水，人以盆水承之，伺其吐出，乃喝而迫之，黄即堕下水中。大者如鸡子黄，小者如龙眼核，重叠可揭，轻虚气香，有宝色者佳，如黄土色者下也。人喝取者为上，杀取者次之，李时珍曰：牛之黄，牛之病也。因其病在心及肝胆之间凝结成黄，故能治心及肝胆之病。但今之牛黄皆属杀取，苦寒有毒，虽属上品，服之无益也。

牛黄，胆之精也。牛之有黄，犹狗之有宝，蚌之有珠，皆受日月之精华而始成。无令见日月光者，恐复夺其精华也。牛属坤土，胆具精汁，禀性皆阴，故气味苦平，而有阴寒之小毒。主治惊痫寒热者，得日月之精而通心主之神也。治热盛狂痉者，禀中精之汁而清三阳之热也。除邪者，除热邪，受月之华，月以应水也。逐鬼者，逐阴邪，受日之精，日以应火也。牛黄有毒，不可久服，故不言也。

　　李东垣曰：中风入脏，始用牛黄，更配脑麝，从骨髓透肌肤，以引风出。若风中于府，及中经脉者，早用牛黄，反引风邪入骨髓，如油入面，不能出矣。愚谓：风邪入脏，皆为死证，虽有牛黄，用之何益？且牛黄主治皆心家风热狂烦之证，何会入骨髓而治骨病乎？脑麝从骨髓透肌肤，以引风出，是辛窜透发之药。风入于脏，脏气先虚，反配脑麝，宁不使脏气益虚而真气外泄乎？如风中腑及中经脉，正可合脑而引风外出，又何致如油入面而难出耶，东垣好为臆说，后人不能参阅圣经，从而信之，致临病用药畏首畏尾，六腑经脉之病留而不去，次入于脏，便成不救，斯时用牛黄、脑麝，未见其能生也。李氏之说恐贻千百世之祸患，故不得不明辩极言，以救其失。

　　阿胶　气味甘平，无毒。主治心腹内崩，劳极洒洒如疟状，腰腹痛，四肢痠疼，女子下血，安胎，久服轻身益气。

　　山东兖州府，古东阿县地有阿井，汲其水煎乌驴皮成胶，故名阿胶。此清济之水，伏行地中，历千里而发现于此井，济居四渎之一，内合于心。井有官舍封禁，发煮胶以供天府，故真胶难得，货者多伪。其色黯绿，明净不臭为真，俗尚黑如漆，故伪造者，以寻常之水煎牛皮成胶，搀以黑豆汁，气臭质浊，不堪入药。

　　《本草乘雅》云：东阿井在山东兖州府阳谷县，东北六十里，即古之东阿县也。《水经注》云：东阿井大如轮，深六七丈，水性下趋，质清且重，岁常煮胶以贡。煮法必取乌驴皮刮净去毛，急流水中浸七日，入瓷锅内渐增阿井水煮三日夜，则皮化，滤清再煮稠黏，贮盆中乃成耳。冬月易干，其色深绿且明亮轻脆，味淡而甘，亦须陈久，方堪入药。设用牛皮及黄明胶并杂他药者，慎不可用。

　　余尝逢亲往东阿煎胶者，细加询访，闻其地所货阿胶，不但用牛马诸畜杂皮，并取旧箱匣上坏皮及鞍辔靴屣，一切烂损旧皮皆充胶料。人间尚黑，则入马料、豆汁以增其色。人嫌秽气，则加樟脑等香，以乱其气，然美恶犹易辨也。今则作伪者，日益加巧，虽用旧皮浸洗日久，臭秽全去，然后煎煮，并不入豆汁及诸般香味，俨与真者相乱。人言真胶难得，真胶未尝难得，特以伪者杂陈并得，真者而亦疑之耳。人又以胶色有黄有黑为疑者，缘冬月所煎者，汁不妨嫩，入春后嫩者，难于坚实，煎汁必老。嫩者色黄，老者色黑，此其所以分也。昔人以光如瑿漆，色带油绿者为真，犹未悉其全也。又谓：真者拍之即碎，夫拍之即碎，此唯极陈者为然，新胶安得有此。至谓真者，绝无臭气，夏月亦不甚湿软，则今之伪者，未尝不然，未可以是定美恶也。又闻古法先取狼溪水以浸皮，后取阿井水以煎胶，狼溪发源于洪范泉，其性阳，阿井水之性阴，取其阴阳相配之意，火用桑薪煎炼四日夜而后成。又谓：烧酒为服胶者所最忌，尤当力戒。此皆前人所未言者，故并记之。

　　阿胶乃滋补心肺之药也。心合济水，其水清重，其性趋下，主清心主之热而下交于阴。肺合皮毛，驴皮主导肺气之虚而内入于肌。又，驴为马属，火之畜也，必用乌驴，乃水火相济之义。崩，堕也，心腹内崩者，心包之血，不散经脉，下入于腹而崩堕也。阿胶益心主之血，故治心腹内崩。劳极，劳顿之极也。洒洒如疟状者，劳极气虚，皮毛洒洒如疟状之先寒也。阿胶益肺主之气，故治劳极洒洒如疟状。夫劳极，则腰腹痛。洒洒如疟状，则四肢痠痛。心腹内崩，则女子下血也。心主血，肺主气，气血调和，则胎自安矣。滋补心肺，故久服轻身益气。

按:《灵枢·经水》篇云:手少阴外合于济水,内属于心。隐庵心合济水之说,盖据此也。李中梓谓:《内经》以济水为天地之肝,故阿胶入肝功多,当是误记耳。

麝香 气味辛温,无毒。主辟恶气,杀鬼精物,去三虫蛊毒,温疟,惊痫。久服除邪,不梦寤魇寐。

麝形似獐而小,色黑,常食柏叶及蛇虫,其香在脐。故名麝脐香。李时珍曰:麝之香气远射,故谓之麝香。生阴茎前皮内,别有膜袋裹之,至冬香满,入春满甚,自以爪剔出覆藏土内,此香最佳,但不易得。出羌夷者多真,最好。出隋郡、义阳、晋溪诸蛮中者亚之。出益州者,形扁多伪。凡真香,一子分作三四子,刮取血膜,杂以余物裹以四足膝皮而货之。货者又复为伪,用者辨焉。

凡香皆生于草木,而麝香独出于精血。香之神异者也,气味辛散温行。主辟恶气者,其臭馨香也,杀鬼精物,去三虫蛊毒者,辛温香窜,从内透发,而阴类自消也。温疟者,先热后寒,病藏于肾。麝则香生于肾,故治温疟。惊痫痫,心气昏迷,痰涎壅滞。麝香辛温通窍,故治惊痫。久服则腑脏机关通利,故除邪,不梦寤魇寐。

龟甲 气味甘平,无毒。主治漏下赤白,破癥瘕痎疟,五痔,阴蚀,湿痹,四肢重弱,小儿囟不合。久服轻身不饥。

龟凡江湖间皆有之,近取湖州、江州、交州者为上。甲白而厚,其色分明,入药最良。有出于水中者,有出于山中者,入药宜用水龟。古时上下甲皆用,至日华子只用下板,而后人从之。陶弘景曰:入药宜生龟炙用。日华子曰:腹下曾灼十通者,名败龟板,入药良。吴球曰:先贤用败龟板补阴，借其气也。今人用钻过及煮过者，性气不存矣。唯灵山诸谷，因风堕自败者最佳。田池自败者次之。人打坏者又次之。愚谓：龟通灵神而多寿，若自死者，病龟也。灼过者，灵性已过。唯生龟板炙用为佳。

介虫三百六十，而龟为之长，龟形象离，其神在坎，首入于腹，肠属于首，是阳气下归于阴，复通阴气下行之药也。主治漏下赤白者，通阴气而上行也。破癥瘕者，介虫属金，能攻坚也。痎疟，阴疟也。阳气归阴，则阴寒之气自除，故治痎疟。五痔、阴蚀者，五痔溃烂缺伤，如阴虫之蚀也。阳入于阴，则阴虫自散。肠属下者，则下者能举，故五痔阴蚀可治也。湿痹四肢重弱者，因湿成痹，以致四肢重弱。龟居水中，性能胜湿，甲属甲胃，质主坚强，故湿痹而四肢之重弱可治也。小儿囟不合者，先天缺陷，肾气不充也。龟藏神于阴，复使阴出于阳，故能合囟。久服则阴平阳秘，故轻身不饥。《本经》只说龟甲，后人以甲熬胶，功用相同，其质稍滞。甲坚劲，胶性柔润，学者以意会之，而分用焉，可也。

牡蛎　气味咸平，微寒，无毒。主治伤寒寒热，温疟洒洒，惊恚怒气，除拘缓，鼠瘘，女子带下赤白。久服强骨节，杀邪鬼延年。

牡蛎出东南海中，今广闽、永嘉、四明海旁皆有之，附石而生，魂礧相连如房，每一房内有肉一块，谓之蛎黄，清凉甘美，其腹南向，其口东向，纯雄无雌，故名曰牡，粗大而坚，故名曰蛎。

牡蛎假海水之沫，凝结而成形，禀寒水之精，具坚刚之质。太阳之气，生于水中，出于肤表，故主治伤寒寒热，先热后寒，谓之温疟。皮毛微寒，谓之洒洒。太阳之气，行于肌表，则温疟洒洒可治也。惊恚怒气，厥阴肝木受病也。牡蛎南生东向，得水中之生阳，达春生之木气，则惊恚怒气可治矣。生阳之气，行于四肢，则四肢拘缓自除。鼠瘘乃肾脏水毒，上淫于脉。牡蛎味咸性寒，从阴泄阳，故除鼠瘘。女子带下赤白，乃胞中湿热下注。牡蛎禀水气而上行，阴出于阳，故除带下赤白。具坚刚之质，故久服强骨节。纯雄无雌，故杀邪鬼。骨节强而邪鬼杀，则延年矣。

桑螵蛸 气味咸甘平，无毒。主治伤中、疝瘕、阴痿，益精，生子，女子血闭腰痛，通五淋，利小便水道。

螵蛸，螳螂子也。在桑树作房，粘于枝上，故名桑螵蛸。是兼得桑皮之津气也。其粘在他树上者，不入药用。螳螂两臂如斧，当难不避，喜食人发，能翳叶捕蝉，一前一却。其房长寸许，大如拇指，其内重重相隔，隔中有子，其形如蛆卵，至芒种节后，一齐生出，约有数百枚。月令云：仲夏螳螂生是也。

《经》云：逆夏气，则太阳不长。又云：午者，五月，主右足之太阳。螳螂生于五月，禀太阳之气而生，干则强健，其性怒升。子生于桑，又得桑之金气，太阳主寒水，金气属阳明，故气味咸甘。主治伤中，禀桑精而联属经脉也。治疝瘕，禀刚锐而疏通经脉也。其性怒升，当辙不避，具生长迅发之机，故治男子阴痿，而益精生子。女子肝肾两虚，而血闭腰痛。螳螂捕蝉，一前一却，乃升已而降，自然之理，故又通五淋，利小便小道。

蜂蜜 气味甘平，无毒。主治心腹邪气，诸惊痫痓，安五脏诸不足，益气补中，止痛，解毒，除众病，和百药。久服强志轻身，不饥不老，延年神仙。

蜂居山谷，蜜从石岩下流出者，名石蜜。蜂居丛林，蜜从树木中流出者，名木蜜，皆以色白如膏者佳。若人家作桶，收养割取者，是为家蜜，此蜜最胜。春分节后，蜂采花心之粉，置之两髀而归，酝酿成蜜。如遇牡丹、兰蕙之粉，或负于背，或戴于首归，以供王蜂，王所居层叠如台，有君臣之义。寒冬无花，深藏房内，即以酿蜜为食，春暖花朝后，复出采花也。

草木百卉，五色咸具，有五行之正色，复有五行之间色，而花心只有黄白二色，故蜜色有黄白也。春夏秋集采群芳，冬月退藏于密，得四时生长收藏之气，吸百卉五色之精。主治心腹邪气者，甘味属土，滋养阳明中土，则上下心腹之正气自和，而邪气可治也。诸惊痫痓，乃心主神气内虚，蜂蜜花心酿成。能和心主之神，而诸惊痫痓可治也。安五脏诸不足者，花具五行，故安五脏之不足。益气补中者，气属肺金，中属胃土，蜂采黄白金土之花心，故益气补中也。止痛解毒者，言蜂蜜解毒，故能止痛也。除众病，和百药者，言百药用蜂蜜和丸，以蜂蜜能除众病也，久服强志，金生水也。轻身不饥，土气盛也。轻身不饥，则不老延年，神仙可冀。

蜜蜡 气味甘，微温，无毒。主治下痢脓血，补中，续绝伤金疮，益气，不饥耐老。

蜜蜡乃蜜脾底也，取蜜后将底炼过，滤入水中候凝，取之即成蜡矣。

今人谓之黄蜡，以其生自蜜中，故名蜜蜡。黄蜜之底，其色则黄，白蜜之底，其色则白，但黄者多，而白者少，故又名黄蜡。汪机《本草会编》：一种虫白蜡，乃是小虫，所作其虫食冬青树汁，叶涎粘嫩茎上，化为白脂，至秋刮取，以水煮溶，滤置冷水中，则凝聚成块，此虫白蜡也，与蜜蜡之白者不同。

蜂采花心，酿成蜜蜡，蜜味甘，蜡味淡，禀阳明太阴土金之气，故主补中益气。蜜蜡味淡，今曰甘者，淡附于甘也。主治下痢脓血，补中，言蜜蜡得阳明中土之气，治下痢脓血，以其能补中也。续绝伤金疮，益气，言蜜蜡得太阴金精之气，续金疮之绝伤，以其能益气也。补中益气，故不饥耐老。

卷中　本经中品

玄参　气味苦，微寒，无毒。主治腹中寒热积聚，女子产乳余疾，补肾气，令人明目。

　　玄参近道处处有之，二月生苗，七月开花，八月结子黑色，其根一株五七枚，生时青白有腥气，曝干铺地下，久则黑也。

　　玄乃水天之色，参者参也，根实皆黑。气味苦寒，禀少阴寒水之精，上通于肺，故微有腥气。主治腹中寒热积聚者，启肾精之气，上交于肺，则水天一气，上下环转，而腹中之寒热积聚自散矣。女子产乳余疾者，生产则肾脏内虚，乳子则中焦不足，虽有余疾，必补肾和中。玄参滋肾脏之精，助中焦之汁，故可治也。又曰补肾气，令人明目者，言玄参补肾气，不但治产乳余疾，且又令人明目也。中品治病，则无久服矣，余俱仿此。

丹参　气味苦，微寒，无毒。主心腹邪气，肠鸣幽幽如走水，寒热积聚，破癥除瘕，止烦满，益气。

　　丹参出桐柏川谷太及山，今近道处处有之。其根赤色，大者如指，长尺余，一苗数根。

　　丹参、玄参，皆气味苦寒，而得少阴之气化，但玄参色黑，禀少阴寒水之精，而上通于天，丹参色赤，禀少阴君火之气，而下交于地，上下相交，则中土自和。故玄参下交于上，而治腹中寒热积聚，丹参上交于下，而治心腹邪气，寒热积聚。君火之气下交，则土温而水不泛溢，故治肠鸣幽幽如走水。破癥除瘕者，治寒热之积聚也。止烦满益气者，治心腹之邪气也，夫止烦而治心邪，止满而治腹邪，益正气所以治邪气也。

紫参 气味苦寒，无毒。主治心腹积聚，寒热邪气，通九窍，大小便。

紫参《本经》名牡蒙，出河西及冤句山谷，今河中晋解齐及淮蜀州郡皆有之。苗长一二尺，茎青而细，叶似槐叶，亦有似羊蹄者。五月开细白花，似葱花，亦有红紫，而似水死者。根淡紫黑色，如地黄状，肉红白色，内浅皮深，三月采根，火炙干便成紫色。又云六月采，晒干用。

《金匮》泽漆汤方，用紫参。本论云：咳而脉沉者，泽漆汤主之。《纲目集解》云：古方所用牡蒙，皆为紫参，而陶氏又以王孙为牡蒙，今用亦希。因《金匮》方有紫参，故存于此。

白前根附 气味甘，微温，无毒。主治胸胁逆气，咳嗽上气，呼吸欲绝。《别录》附。

陶弘景曰：白前出近道，根似细辛而大，色白，不柔易折。苏恭曰：苗高尺许，其叶似柳，或似芫花，根长于细辛，白色生洲渚沙碛之上，不生近道，俗名石蓝，又名嗽药。马志曰：根似白薇、牛膝辈。陈嘉谟曰：似牛膝粗长坚直，折之易断者，白前也。似牛膝细短柔软，折之不断者，白薇也。近道俱有，形色颇同，以此别之，大致差误。

寇宗奭曰：白前能保定肺气，治嗽多用，以温药相佐使尤佳。李时珍曰：白前色白而味微辛甘，手太阴药也。长于降气，肺气壅实而有痰者宜之。若虚而长哽气者，不可用。张仲景治咳而脉浮者，泽漆汤中亦用之。

愚以泽漆汤方有紫参，复有白前，故因紫参而附白前于此也。白前虽《别录》收入中品，而仲祖方中先用之，则弘景亦因古方录取，但出处不若《本经》之详悉，学者须知之。

当归　气味苦温，无毒。主治咳逆上气，温疟寒热洗洗在皮肤中，妇人漏下绝子，诸恶疮疡金疮，煮汁饮之。

当归始出陇西川谷及四阳黑水，今川蜀、陕西诸郡皆有。春生苗，绿叶青茎，七八月开花，似莳萝娇红可爱，形圆象心，其根黑黄色，今以外黄黑，内黄白，气香肥壮者为佳。

当归花红根黑，气味苦温，盖禀少阴水火之气。主治咳逆上气者，心肾之气上下相交，各有所归，则咳逆上气自平矣。治温疟寒热洗洗在皮肤中者，助心主之血液从经脉而外充于皮肤，则温疟之寒热洗洗然，而在皮肤中者，可治也。治妇人漏下绝子者，助肾脏之精气从胞中而上交于心包，则妇人漏下无时，而绝子者，可治也。治诸恶疮疡者，养血解毒也。治金疮者，养血生肌也。凡药皆可煮饮，独当归言煮汁饮之者，以中焦取汁变化而赤，则为血。当归滋中焦之汁以养血，故曰煮汁。谓煮汁饮之，得其专精矣。《本经》凡加别言，各有意存，如术宜煎饵，地黄作汤，当归煮汁，皆当体会。

芍药　气味苦平，无毒。主治邪气腹痛，除血痹，破坚积，寒热，疝瘕，止痛，利小便，益气。

芍药始出中岳山谷，今白山、蒋山、茅山、淮南、扬州、江浙、吴松处处有之，而园圃中多莳植矣。春生红芽，花开于三月四月之间，有赤白二色，又有千叶、单叶、楼子之不同，入药宜用单叶之根，盖花薄则气藏于根也。开赤花者，为赤芍，开白花者，为白芍。

初之气，厥阴风木。二之气，少阴君火。芍药春生红芽，禀厥阴木气而治肝。花开三四月间，禀少阴火气而治心。炎上作苦，得少阴君火之气化，故气味苦平。风木之邪，伤其中土，致脾络不能从经脉而外行，则腹痛。芍药疏通经脉，则邪气在腹而痛者，可治也。心主血，肝藏血，芍药禀木气而治肝，禀火气而治心，故除血痹。除血痹，则坚积亦破矣。血痹为病，则身发寒热。坚积为病，则或疝或瘕。芍药能调血中之气，故皆治之。止痛者，止疝瘕之痛也。肝主疏泄，故利小便。益气者，益血中之气也。益气则血亦行矣。

芍药气味苦平，后人妄改圣经，而曰微酸。元明诸家相沿为酸寒收敛之品，凡里虚下利者，多用之以收敛，夫性功可以强辩，气味不可讹传，试将芍药咀嚼，酸味何在？又谓：新产妇人忌用芍药，恐酸敛耳。夫《本经》主治邪气腹痛，且除血痹寒热，破坚积疝瘕，则新产恶露未尽正宜用之。若里虚下利，反不当用也。又谓：白芍、赤芍各为一种，白补赤泻，白收赤散，白寒赤温，白入气分，赤入血分，不知芍药花开赤白，其类总一。李时珍曰：根之赤白，随花之色也。卢子由曰：根之赤白，从花之赤白也，白根固白，而赤根亦

白，切片，以火酒润之，覆盖过宿，白根转白，赤根转
赤矣。今药肆中一种赤芍药，不知何物草根，儿医、疡
医多用之。此习焉而不察，为害殊甚。愚观天下之医，
不察《本经》，不辨物性，因讹传讹，固结不解，咸为
习俗所误，宁不悲哉。

芎劳　气味辛温，无毒。主治中风入脑头痛，寒
痹，筋挛缓急，金疮，妇人血闭无子。

芎劳今关陕、川蜀、江南、两浙皆有，而以川产者为胜，故名川芎。
清明后宿根生叶，似水芹而香，七八月开碎白花，结黑子。川芎之外，次
则广芎，外有南芎，只可煎汤沐浴，不堪入药。川芎之叶，名蘼芜，可以
煮食，《本经》列于上品。

芎劳气味辛温，根叶皆香，生于西川，禀阳明秋金
之气化。名芎劳者，乾为天，为金。芎，劳窿也。劳，
穷高也。皆天之象也。主治中风入脑头痛者，芎劳禀金
气而治风，性上行而治头脑也。寒痹筋挛缓急者，寒气
凝结则痹，痹则筋挛缓急。弛纵曰缓，拘掣曰急。芎劳
辛散温行，不但上彻头脑而治风，且从内达外而散寒，
故寒痹筋挛，缓急可治也。治金疮者，金疮从皮肤而伤
肌肉，芎劳禀阳明金气，能从肌肉而达皮肤也。治妇人
血闭无子者，妇人无子，因于血闭，芎劳禀金气而平
木，肝血疏通，故有子也。沈括《笔谈》云：川芎不可
久服、单服，令人暴死。夫川芎乃《本经》中品之药，
所以治病者也，有病则服，无病不宜服。服之而病愈，
又不宜多服。若佐补药而使之开导，久服可也。有头脑

中风寒痹筋挛之证，单用可也。遂以暴死加之，谓不可久服、单服，执矣。医执是说，而不能圆通会悟，其犹正墙而立也与。

牡丹 气味辛寒，无毒。主治寒热中风，瘈疭惊痫，邪气，除癥坚瘀血，留舍肠胃，安五脏，疗痈疮。

牡丹始出蜀地山谷及汉中，今江南、江北皆有，而以洛阳为盛。冬月含苞紫色，春初放叶，三月开花有红白黄紫及桃红、粉红、佛头青、鸭头绿之色。有千叶、单叶、起楼、平头种种不一，入药唯取野生红白单叶者之根皮用之。单瓣则专精在本，其千叶五色异种，只供玩赏之品。千叶者，不结子，唯单瓣者，结子黑色，如鸡豆子大，子虽结仍在根上发枝分种，故名曰牡色红入心，故名曰丹。

牡丹根上生枝，皮色外红紫，内粉白，命名曰牡丹，乃心主血脉之药也，始生西北，气味辛寒，盖禀金水相生之气化。寒热中风，瘈疭惊痫。邪气者，言邪风之气，中于人身，伤其血脉，致身发寒热，而手足瘈疭，面目惊痫。丹皮禀金气而治血脉之风，故主治也。癥坚瘀血留舍肠胃者，言经脉之血，不渗灌于络脉，则留舍肠胃，而为癥坚之瘀血，丹皮辛以散之，寒以清之，故主除焉。花开五色，故安五脏，通调血脉，故疗痈疮。

地榆 气味苦微寒，无毒。主治妇人产乳痓病，七伤，带下，五漏，止痛，止汗，除恶肉，疗金疮。

地榆处处平原川泽有之，宿根在土，三月生苗，初生布地，独茎直上，高三四尺，叶似榆叶而狭长如锯齿状，其根外黑里红，一名玉豉，又名酸赭。

地榆一名玉豉，其臭兼酸，其色则赭，故《别录》又名酸赭，盖禀厥阴木火之气，能资肝脏之血也。主治妇人产乳痓病者，谓产后乳子，血虚中风而病痓。地榆益肝藏之血，故可治也。七伤者，食伤，忧伤，饮伤，房室伤，饮伤，劳伤，经络荣卫气伤，内有干血，身皮甲错，两目黯黑也。地榆得先春之气，故能养五脏而治七伤。带下五漏者，带漏五色，或如青泥，或如红津，或如白涕，或如黄瓜，或如黑虾血也。止痛者，止妇人九痛，一阴中痛，二阴中淋痛，三小便痛，四寒冷痛，五月经来时腹痛，六气满来时足痛，七汗出阴中如虫啮痛，八胁下皮肤痛，九腰痛。地榆得木火之气，能散带漏下之瘀，而解阴凝之痛也。止汗者，止产后血虚汗出也。除恶肉，疗金疮者，生阳气盛，则恶肉自除，血气调和，则金疮可疗。

紫草　气味苦寒，无毒。主治心腹邪气，五疳，补中，益气，利九窍。

紫草出砺山山谷及襄阳、南阳、新野所在皆有，人家或种之。苗似兰香，赤茎青节，二月开花紫白色，结实白色，春社前后采根阴干，其根头有白毛如茸，根身紫色，可以染紫。

紫乃苍赤之间色，紫草色紫，得火气也。苗似兰香，得土气也。火土相生，能资中焦之精汁，而调和其上下，故气味苦寒，主治心腹之邪气。疳者，干也，津液干枯也。五疳者，惊疳、食疳、气疳、筋疳、骨疳也。紫草禀火土之气，滋益三焦，故治小儿之五疳。补中者，补中土也。益气者，益三焦之气也。九窍为水注之气，补中土而益三焦，则如雾如沤如渎，水气环复，故利九窍。

泽兰 气味苦，微温，无毒。主治金疮，痈肿，疮脓。

泽兰始出汝南诸大泽旁，今处处有之，多生水泽下湿地，叶似兰草，故名泽兰。茎方色青节紫，叶边有锯齿，两两对生，节间微香，枝叶间微有白毛，七月作萼色纯紫，开花紫白色，其根紫黑色。

泽兰本于水，而得五运之气，故主治三因之证。生于水泽，气味苦温，根萼紫黑，禀少阴水火之气也。茎方叶香，微有白毛，边如锯齿，禀太阴土金之气也。茎青节紫，叶生枝节间，其茎直上，禀厥阴之木气也。主治金疮痈肿疮脓者，金疮乃刀斧所伤，为不内外因之证。痈肿乃寒邪客于经络，为外因之证，疮脓乃心火盛而血脉虚，为内因之证。泽兰禀五运而治三阴之证者如此。

茜草根 气味苦寒，无毒。主治寒湿风痹、黄疸、补中。《别录》云：治蛊毒，久服益精气，轻身。

茜草《诗》名茹藘，《别录》名地血，一名染绯草，又名过山龙，一名西天王草，又名风车草。始出乔山山谷及山阴谷中，东间诸处虽有而少，不如西间之多，故字从西。十二月生苗，蔓延数尺，方茎中空有筋，外有细刺，数寸一节，每节五叶，七八月开花，结实如小椒，中有细黑子，其根赤色。《周礼》庶氏掌除蛊毒，以嘉草攻之，嘉草者，襄荷与茜也。主蛊为最，故《别录》用治蛊毒。

茜草发于季冬，根赤子黑，气味苦寒，禀少阴水火之气化。方茎五叶，外有细刺，又禀阳明金土之气化。主治寒湿风痹者，禀少阴火气而散寒，阳明燥气而除湿，阳明金气而制风也。得少阴之水化，故清黄疸。《周礼》主除蛊毒，故补中，中土调和，则蛊毒自无矣。《素问》治气竭肝伤，血枯经闭，故久服益精气，轻身。

《素问·腹中论》岐伯曰：病名血枯者，此得之年少时，有所大脱血，若醉入房中，气竭肝伤，故月事衰少不来。帝曰：治以何术？岐伯曰：以四乌鲗骨，一藘茹，二物并合之，丸以雀卵，大如小豆，以五丸为后饭，饮以鲍鱼汁，利肠中及伤肝也。藘茹当作茹藘，即茜草也。《本经》下品中有藘茹。李时珍引《素问》乌鲗骨藘茹方注解云：《素问》藘茹，当作茹藘，而藘与藘音同字异也。愚谓：乌鲗骨方，当是茜草之茹藘，非下品之藘茹也。恐后人疑而未决，故表正之。

秦艽　气味苦平，无毒。主治寒热邪气，寒湿风痹，肢节痛，下水，利小便。

秦艽出秦中，今泾州、鄜州、岐州、河陕诸郡皆有。其根土黄色，作罗纹交纠左右旋转。李时珍曰：以左纹者良，今市肆中或左或右，俱不辨矣。

秦艽气味苦平，色如黄土，罗纹交纠，左右旋转，禀天地阴阳交感之气，盖天气左旋右转，地气右旋左转，左右者，阴阳之道路。主治寒热邪气者，地气从内以出外，阴气外交于阳，而寒热邪气自散矣。治寒湿风痹，肢节痛者，天气从外以入内，阳气内交于阴，则寒

湿风三邪，合而成痹，以致肢节痛者，可愈也。地气运
行则水下，天气运行则小便利。

防己　气味辛平，无毒。主治风寒温疟热气，诸
痫，除邪，利大小便。

防己《本经》名解离，以生汉中者为佳，故名汉防己。江南诸处皆
有，总属一种，因地土不同，致形有大小，而内之花纹皆如车辐。所谓木
防己者，谓其茎梗如木，无论汉中他处皆名木防己，即通草，名木通之义
非。出汉中者，名汉防己，他处者，名木防己也。上古诸方，皆云木防己
汤，是木防己，乃其本名，生汉中佳，故后人又有汉防己之称，其茎蔓延
如葛，折其茎一头吹之，气从中贯，俨如木通，其根外白内黄，破之黑纹
四布，故名解离。

防己气味辛平，色白纹黑，禀金水相生之气化。其
茎如木，木能防土，己者土也，故有防己之名。主治风
寒温疟热气者，风寒之邪，藏于肾脏，发为先热后寒之
温疟。温疟者，热气有余之疟也。《经》云：温疟者，
先热后寒，得之冬中于风寒，此病藏于肾。防己启在下
之水精而输转于外，故治风寒温疟热气也。诸痫除邪
者，心包受邪，发为牛马猪羊鸡诸痫之证。防己中空藤
蔓，能通在内之经脉，而外达于络脉，故治诸痫除邪
也。利大小便者，土得木而达，木防其土，土气疏通，
则二便自利矣。

愚按：防己气味辛平，茎空藤蔓，根纹如车辐，能
启在下之水精而上升，通在内之经脉而外达，故《金匮
要略》云：膈间支饮，其人喘满，心下痞坚，面色黧黑
者，其脉沉紧，得之数十日，医吐下之，不愈，木防己

汤主之。又云：风水脉浮身重，汗出恶风者，防己黄芪汤主之。皮水为病，四肢肿，水气在皮肤中，四肢聂聂动者，防己茯苓汤主之。《千金方》治遗尿小便涩，三物木防己汤主之。而李东垣有云：防己乃下焦血分之药，病在上焦气分者，禁用。试观《金匮》诸方所治之证，果在气分乎？血分乎？抑在上焦乎？下焦乎？盖防己乃行气通上之药，其性功与乌药、木通相类，而后人乃以防己为下部药，不知何据。东垣又云：防己大苦寒，能泻血中湿热，比之于人，则险而健者也，幸灾乐祸，能为乱阶，然善用之，亦可敌凶突险，此瞑眩之药也。故圣人存而不废噫。神农以中品之药为臣，主通调血气，祛邪治病，无毒有毒，斟酌其宜，随病而用。如防己既列中品，且属无毒，以之治病，有行气清热之功。险健为乱之说，竟不知从何处得来，使后人遵之如格言，畏之若毒药，非先圣之罪人乎。东垣立言，多属臆说，盖其人富而贪名，又无格物实学。李时珍乃谓千古而下，唯东垣一人，误矣。嗟嗟，安得伊耆再治世，更将经旨复重宣。

木通　气味辛平，无毒。主除脾胃寒热，通利九窍血脉关节，令人不忘，去恶虫。

木通《本经》名通草，茎中有细孔，吹之两头皆通，故名通草。陈士良撰《食性本草》改为木通，今药中复有所谓通草，乃是古之通脱木也，与此不同。始出石城山谷及山阳，今泽潞、汉中、江淮、湖南州郡皆有，绕树藤生，伤之有白汁出，一枝五叶，茎色黄白，干有小大，伤水则黑，黑者勿用。

木通藤蔓空通，其色黄白，气味辛平，禀土金相生之气化，而通关利窍之药也。禀土气，故除脾胃之寒热。藤蔓空通，故通利九窍、血脉、关节。血脉通而关窍利，则令人不忘。禀金气，故去恶虫。

防己、木通皆属空通蔓草。防己取用在下之根，则其性自下而上，从内而外。木通取用在上之茎，则其性自上而下，自外而内，此根升梢降，一定不易之理。后人用之，主利小便，须知小便不利，亦必上而后下，外而后内也。

葛根 气味甘辛平，无毒。主治消渴，身大热，呕吐，诸痹，起阴气，解诸毒。

葛处处有之，江浙尤多，春生苗，延引藤蔓，其根大如手臂，外色紫黑，内色洁白，可作粉食，其花红紫，结实如黄豆荚，其仁如梅核，生嚼腥气。《本经》所谓葛谷者是也。

葛根延引藤蔓，则主经脉，甘辛粉白，则入阳明，皮黑花红，则合太阳，故葛根为宣达阳明中土之气，而外合于太阳经脉之药也。主治消渴身大热者，从胃府而宣达水谷之津，则消渴自止，从经脉而调和肌表之气，则大热自除。治呕吐者，和阳明之胃气也，治诸痹者，和太阳之经脉也。起阴气者，藤引蔓延，从下而上也，解诸毒者，气味甘辛，和于中而散于外也。

元人张元素曰：葛根为阳明仙药，若太阳初病，未入阳明，而头痛者，不可便用升麻、葛根，用之反引邪入阳明，为引贼破家也。愚按：仲祖《伤寒论》方有葛根汤，治太阳病，项背强几几，无汗，恶风。又治太阳与阳明合病。若阳明本病，只有白虎、承气诸汤，并无葛根汤证，况葛根主宣通经脉之正气以散邪，岂反引邪内入耶。前人学不明经，屡为异说。李时珍一概收录，不加辩证，学者看本草发明，当合经论参究，庶不为前人所误。

卢子由曰：《本经》痹字与风寒湿相合之痹不同，如消渴、身热、呕吐及阴气不起，与诸毒皆痹也，故云诸痹。

葛谷　气味甘平，无毒。主治下痢，十岁以上。

葛花附　气味甘平，无毒。主消酒《别录》，治肠风下血。《本草纲目》附。

葛叶附　主治金疮，止血，按傅之。《别录》附。

葛蔓附　主治卒喉痹，烧研，水服方寸匕。《唐本草》附。

麻黄　气味苦温，无毒。主治中风伤寒头痛，温疟，发表出汗，去邪热气，止咳逆上气，除寒热，破癥坚积聚。

麻黄始出晋地，今荥阳、中牟、汴州、彭城诸处皆有之。春生苗，纤细劲直，外黄内赤，中空有节，如竹形，宛似毛孔。

植麻黄之地，冬不积雪，能从至阴而达阳气于上。至阴者，盛水也，阳气者，太阳也。太阳之气，本膀胱寒水，而气[①]行于头，周遍于通体之毛窍。主治中风伤寒头痛者，谓风寒之邪，病太阳高表之气，而麻黄能治

---

① 气　原本漫漶，据光绪本补。

之也。温疟发表出汗，去邪热气者，谓温疟病藏于肾，麻黄能起水气而周遍于皮毛，故主发表出汗，而去温疟邪热之气也。治咳逆上气者，谓风寒之邪，闭塞毛窍，则里气不疏而咳逆上气。麻黄空细如毛，开发毛窍，散其风寒，则里气外出于皮毛，而不咳逆上气矣。除寒热，破癥坚积聚者，谓在外之寒热不除，致中土之气不能外达，而为癥坚积聚。麻黄除身外之寒热，则太阳之气出入于中土，而癥坚积聚自破矣。

白芷 气味辛温，无毒。主治女人漏下赤白，血闭，阴肿，寒热头风侵目泪出，长肌肤，润泽颜色，可作面脂。

白芷处处有之，吴地尤多，根长尺余，粗细不等，色白气香。

白芷臭香色白，气味辛温，禀阳明金土之气化。主治妇人漏下赤白，血闭阴肿者。《经》云：阳明胃脉，其气下行而主阖。白芷辛温，禀阳明燥金之气下行，则漏下赤白，血闭阴肿可治也。治寒热头风侵目泪出者，白芷芳香，气胜于味，不但禀阳明燥金之气下行，且禀阳明中土之气上达，故寒热头风侵目泪出可治也。土主肌肉，金主皮肤，白芷得阳明金土之气，故长肌肤。面乃阳明之分部，阳气长，则其颜光，其色鲜，故润泽颜色。白芷色白，作粉如脂，故可作面脂。

荆芥 气味辛温，无毒。主治寒热鼠瘘，瘰疬生疮，破结聚气，下瘀血，除湿痹。

荆芥《本经》名假苏，以其辛香如苏也，处处有之，本系野生，今多栽种，二月布子生苗，辛香可茹，方茎细叶，淡黄绿色，八月开小花，作穗成房，如紫苏。房内有细子黄赤色，今采者，凡茎叶穗子一概收用。

荆芥味辛，性温臭香，禀阳明金土之气，而肃清经脉之药也。寒热鼠瘘，乃水脏之毒，上出于脉，为寒为热也。本于水脏，故曰鼠，经脉空虚，故曰瘘，此内因之瘘也。瘰疬生疮，乃寒邪客于脉中，血气留滞，结核生疮，无有寒热，此外因之瘘也。荆芥味辛性温，肃清经脉，故内因之寒热鼠瘘，外因之瘰疬生疮，皆可治也。其臭芳香，故破结聚之气。破结聚，则瘀血自下矣。阳明之上，燥气主之，故除湿。

贝母　气味辛平，无毒。主治伤寒烦热，淋沥邪气，疝瘕，喉痹，乳难，金疮风痉。

贝母《尔雅》名䒷①，《国风》名虻。河中、荆襄、江南皆有，唯川蜀出者为佳，其子在根下，内心外瓣，其色黄白②，如聚贝子，故名贝母。

贝母川产者味甘淡，土产者味苦辛。《本经》气味辛平，合根苗而言也。根形象肺，色白味辛，生于西川，清补肺金之药也。主治伤寒烦热者，寒邪在胸，则为烦为热。贝母清肺，故胸中之烦热可治也。淋沥③邪气者，邪入膀胱，不能随太阳而出于肤表，则小④便淋沥。贝母⑤通肺气于皮毛，故淋沥邪气可治也。疝瘕乃

---

① 䒷　音盟，药草名，即贝母。
② 白　光绪本作"黄白"。
③ 淋沥　原本漫漶，据光绪本补。
④ 小　原本漫漶，据光绪本补。
⑤ 贝母　原本漫漶，据光绪本补。

肝木受病。治疝瘕，金能平木也。喉痹乃肺窍内闭，治喉痹，通肺气也。乳难乃阳明津汁不通。金疮风痓，乃阳明经脉受伤，贝母色白味辛，禀阳明秋金之气，内开郁结，外达皮肤，故皆治之。

苍耳子 气味甘温，有小毒。主治风头寒痛，风湿周痹，四肢拘挛痛，恶肉死肌，膝痛。久服益气。

《诗》名卷耳。《本经》名葈耳。处处有之，七八月开细白花，结实如妇女珥珰，外壳坚韧，刺毛密布，生青熟黄，中列两仁，其色黄白，嫩苗熟食可以救饥，其仁炒，去皮研为面，可作烧饼食。

苍耳《本经》名葈耳，该茎叶而言也。今时用实，名苍耳子，子内仁肉，气味甘温，外多毛刺，故有小毒，花白实黄，禀阳明燥金之气。金能制风，故主治风头寒痛，谓头受风邪，为寒为痛也。燥能胜湿，故主治风湿周痹，四肢拘挛痛，谓风湿之邪，伤周身血脉而为痹，淫于四肢而为拘挛疼痛也。夫周痹，则周身血脉不和，周痹可治，则恶肉死肌，亦可治也。四肢拘挛痛可治，则膝痛亦可治也。久服则风湿外散，经脉流通，故益气。

款冬花 气味辛温，无毒。主治咳逆上气，善喘喉痹，诸惊痫，寒热邪气。

款冬花出关中、雍州、华州山谷溪涧间，花开红白，放紫蕚于冰雪中。又名款冻。款，至也，谓至冻而花也。又名钻冻，谓钻冰取款冬也。十二月采蕊阴干，其色红白相兼，至灯节后，则毛蕚大开，不堪入药。

款冬生于水中，花开红白，气味辛温，从阴出阳，盖禀水中之生阳，而上通肺金之药也。太阳寒水之气，不从皮毛外交于肺，则咳逆上气而善喘。款冬禀水气而通肺，故可治也。厥阴、少阳木火之气，结于喉中，则而喉痹。款冬得金水之气，金能平木，水能制火，故可治也。惊痫寒热邪气为病，不止一端，故曰：诸惊痫寒热邪气，款冬禀太阳寒水之气而上行外达，则阴阳水火之气，自相交会，故可治也。

　　愚按：款冬气味辛温，从阴出阳，主治肺气虚寒之咳喘，若肺火燔灼，肺气焦满者，不可用。《济生方》中，用百合、款冬二味为丸，名百花丸。治痰嗽带血，服之有愈有不愈者，寒嗽相宜，火嗽不宜也。卢子由曰：款冬《本经》主治咳逆上气，善喘喉痹，因形寒饮冷，秋伤于湿者，宜之。如火热刑金，或肺气焦满，恐益销烁矣。

　　紫菀　气味苦温，无毒。主治咳逆上气，胸中寒热结气，去蛊毒，痿蹷，安五脏。

　　紫菀之根紫色，而其质柔宛，故名紫菀。近道处处有之，三四月布地生苗，本有白毛，其叶二四相连，五六月开黄白紫花，结黑子。其根细而白者，白菀，即女菀也。

　　紫，黑赤之间色也。黑赤，水火之色也。紫菀气味苦温，禀火气也。其质阴柔，禀水气也。主治咳逆上气者，启太阳寒水之气，从皮毛而合肺也。治胸中寒热结气者，助少阴火热之气，通利三焦而上达也。蛊毒在腹属土，火能生土，故去蛊毒。痿蹷在筋，属木，水能生木，故去痿蹷。水火者，阴阳之征兆也。水火交，则阴阳合，故安五脏。

知母 气味苦寒，无毒。主治消渴热中，除邪气，肢体浮肿，下水，补不足，益气。

知母《本经》名连母，又名蚔母，又名地参、又名水参。出频河、怀卫、彰德、解州、滁州、彭城诸处。形似菖蒲而柔润，其根皮黄，肉白，而外毛，以肥大质润者为佳。

知母质性滋润，得寒水之精，故气味苦寒，有地参，水参之名。又名连母、蚔母者，皮有毛而肉白色，禀秋金清肃之气，得寒水之精，而禀秋金之气，须知水之有母也。禀寒水之精，故主治消渴热中。皮外有毛，故除皮毛之邪气。肉厚皮黄，兼得土气，故治肢体浮肿，下水。补不足者，补肾水之不足。益气者，益肺气之内虚。夫金生其水，故补肾水之不足。土生其金，故益肺气也。

瓜蒌根 气味苦寒，无毒。主治消渴，身热，烦满大热，补虚，安中，续绝伤。

瓜蒌所在皆有之，三四月生苗，延引藤蔓，七月开花浅黄色，实在花下，大如拳，生青至九月熟黄，形如柿，内有扁子，壳色褐，仁色绿，其根直下，生年久者，长数尺，皮黄肉白，入土深者良。《本经》气味主治合根实而概言之。至陶弘景以根名天花粉，又名瑞雪。后人又分实名瓜蒌，子名瓜蒌仁，功用遂有异同。

瓜蒌根入土最深，外黄内白，气味苦寒，盖得地水之精气，而上达之药也，其实黄色，内如重楼，其仁色绿多脂，性能从上而下，主治消渴、身热者，谓启在下之水精上滋，此根之功能也。治烦满大热者，谓降在上之火热下泄，此实之功能也。补虚安中，续绝伤，合根实而言也。水火上下交济，则补虚而安中，藤蔓之药能资经脉，故续绝伤。

《乘雅》云：瓜蒌根实补虚安中者，热却则中安，亦即所以补液之虚耳。

瞿麦　气味苦寒，无毒。主治关格诸癃结，小便不通，出刺，决痈肿，明目去翳，破胎堕子，下闭血。

瞿麦今处处有之，根紫黑色，其茎纤细有节，高尺余，开花有红紫粉蓝数色，斑斓可爱，人家多栽莳，呼为洛阳花，结实如燕麦，内有小黑子，其茎、叶、穗、实与麦相似，穗分两歧，故名瞿麦。雷敩曰：只用蕊壳，不用茎叶，若一时同用，令人气噎，小便不禁也。

瞿者，如道路通衢，有四通八达之意。麦者，肝之谷，有东方发生之意。瞿麦一本直上，花红根紫，禀厥阴少阳木火之气化。苦者，火之味。寒者，水之性。气味苦寒，乃水生木而木生火也。主治关格诸癃结，小便不通者，厥阴肝木主疏泄，少阳三焦主决渎也。出刺决痈肿者，津液随三焦出，气以温肌肉，则肌肉之刺可出，而肌肉之痈肿可决也。明目去翳者，肝通窍于目，肝气和而目明也。破胎堕子者，少阳属肾，肾气泄，则破胎堕子。下血闭者，厥阴主肝，肝气通，则月事时行而下血闭。

苦参　气味苦寒，无毒。主治心腹结气，癥瘕积聚，黄疸，溺有余沥，逐水，除痈肿，补中，明目，止泪。

苦参《本经》名水槐，一名地槐，又名苦骨。近道处处有之。花开黄

白，根色亦黄白，长五七寸许，叶形似槐，味苦性寒，故有水槐、地槐之
名。苦以味名，参以功名，有补益上中下之功，故名曰参。参犹参也。

苦参气味苦寒，根花黄白，禀寒水之精，得中土之
化，水精上与君火相参，故主治心腹结气，参伍于中土
之中，故治癥瘕积聚而清黄疸。禀水精，则能资肾，故
治溺有余沥。苦主下泄，故逐水。苦能清热，故除痈
肿。得中土之化，故补中。水之精，上通于火之神，故
明目止泪。

青蒿 气味苦寒，无毒。主治疥瘙痂痒恶疮，杀
虱，治留热在骨节间，明目。《纲目》误注下品，今改正。

青蒿处处有之，春生苗叶极细可食。至夏高四五尺，秋后开细淡黄
花，颇香，结实如麻子。凡蒿叶皆淡青，此蒿独深青，如松桧之色，深秋
余蒿并黄，此蒿犹青，其气芬芳，其根白色，春夏用苗叶，秋冬用子根。
寇氏曰：青蒿得春最早。

青蒿春生苗叶，色青根白，气味苦寒，盖受金水之
精，而得春生之气。主治疥瘙痂痒恶疮者，气味苦寒，
苦杀虫而寒清热也。又曰：杀虱者，言不但治疥瘙，而
且杀虱也。又曰：治留热在骨节间者，主不但治痂痒恶
疮，且治留热在骨节间也。禀金水之精，得春生之气，
故明目。

石韦 气味苦平，无毒。主治劳热邪气，五癃闭不
通，利小便水道。

石韦始出华阴山谷，今晋绛、滁海、福州、江宁皆有，丛生石旁及阴
崖险罅处。其叶长者近尺，阔寸余，背有黄毛，亦有成金星者，凌冬不
凋，柔韧如皮，故《别录》名石皮，采处以不闻水声及人声者良。

　　水草、石草皆主在肾。石韦生于石上，凌冬不凋，盖禀少阴之精气，叶背有金星，有黄毛，乃金水相生。肾上连肺也，主治劳热邪气者，劳热在骨，邪气在皮，肺肾之所主也。五癃者，五液癃闭，小便不利也。石韦助肺肾之精气，上下相交，水津上濡，则上窍外窍皆通。肺气不化，则水道行而小便利矣。夫水声泄肾气，人声泄肺气，不闻水声、人声者，藏水天之精，以助人之肺肾也。

　　海藻　气味苦咸寒，无毒。主治瘿瘤结气，散颈下硬核痛，痈肿，癥瘕坚气，腹中上下雷鸣，治十二水肿。

　　海藻生东海岛中，今登莱诸处海中皆有，黑色如乱发，海人以绳系腰，没水取之。

　　咸能软坚，咸主润下，海藻生于海中，其味苦咸，其性寒洁，故主治经脉外内之坚结，瘿瘤结气，颈下硬核痛，痈肿，乃经脉不和而病结于外也。癥瘕坚气，腹中上下雷鸣，乃经脉不和，而病结于内也。海藻形如乱发，主通经脉，故治十二经水肿。人身十二经脉流通，则水肿自愈矣。

　　水萍　气味辛寒，无毒。主治暴热身痒，下水气，胜酒，长须发，止消渴。久服轻身。

　　水萍处处池泽止水中皆有。季春始生，而盛于夏。一叶过宿即生数叶，叶下有微须，即其根也。叶小而圆，面青背紫，其紫赤若血者，谓之紫背浮萍，入药为良。七月收采，置竹筛内，下以盆水映之晒日中，方易干也。

太阳之气，根于水中，而外浮于肤表。萍生水中，浮于水面，盖禀太阳之气化。其背紫赤，皆连于水，乃太阳之气，根于水中也。盛于暑夏，乃太阳之气，开浮而主夏也。气味辛寒者，辛属乾金，太阳如天而合乾。寒本太阳，太阳标阳而本寒也。主治暴热身痒者，风热之邪，暴客皮肤，一身苦痒。水萍禀寒水之气，外行肤表，故暴热身痒可治也。下水气者，太阳之气外达皮毛，则膀胱之水气自下也。胜酒者，酒性辛温而慓悍，先行皮肤。水萍辛寒而解热，亦先行皮肤，故能胜酒。长须发者，太阳为诸阳主气，而熏肤泽毛，须发长也。得寒水之精气，故止消渴。久服则阴精盛而阳气充，故轻身。

太阳之气出于水中，上与君火相合而主日。水萍下为水映，上为日晒方干，乃太阳之气，上下相通，此物理自然之妙用也。

萆薢 气味苦平，无毒。主治腰脊痛强，骨节风寒湿周痹，恶疮不瘳，热气。

萆薢处处有之，出川蜀、怀庆者佳。苗引延蔓，茎叶俱青有刺，叶作三叉，花有红黄白数种，亦有无花结白子者，根黄白色，多枝节而硬，故《别录》一名赤节萆薢，犹卑解也。以其专精在根，性引延上，从下解上之义。

凡草木之根荄，坚硬而骨胜者，主肾。有刺而藤蔓者，走经脉。萆薢骨胜藤蔓，故主治腰脊痛强，骨节风寒而主肾。又，治湿痹、周痹，而主经脉。苦能清热，故治恶疮不瘳之热气。

白茅根　气味甘寒，无毒。主治劳伤虚羸，补中益气，除瘀血血闭，寒热，利小便。

茅草处处田野有之，春生芽，布地如针，俗谓之茅针。其叶如矛，边有锋棱，又名刀茅。茅有白茅、菅茅、黄茅、香茅、芭茅数种，叶皆相似白茅，根甚洁白，味甘如蔗，其根柔软如筋，故一名地筋，干之夜视有光，故腐则变为萤火茅，叶可以苦盖，及供祭祀苞苴之用。

白茅色白味甘，上刚下柔，根多津汁，禀土金水相生之气化。主治劳伤羸瘦者，烦劳内伤，则津液不荣于外，而身体羸瘦。茅根禀水精而多汁，故治劳伤羸瘦。补中益气者，中土内虚，则气不足。茅根禀土气而味甘，故能补中益气。除瘀血血闭者，肝气内虚，则血不荣经，而为瘀血血闭之证。茅根禀金气而色白，故除瘀血血闭。肺金之气外达皮毛，则寒热自愈。皮毛之气下输膀胱，则小便自利。

狗脊　气味苦平，无毒。主治腰背强，机关缓急，周痹，寒湿膝痛，颇利老人。

狗脊出常山川谷及太行山、淄青、眉州山野，处处有之。茎节如竹有刺，叶圆有赤脉，两两对生，边有锯齿，根形如狗之脊骨凸凹宠尜，金毛密布。李时珍曰：狗脊有二种，一种根黑色如狗脊骨，一种有金黄毛如狗形，皆名狗脊。《本经》一名百枚，以形名也。《别录》一名强膂，一名扶筋，以功名也。

狗脊根坚似骨，叶有赤脉，主利骨节而通经脉之药也。治腰背强，机关缓急，利骨节也。血脉不和，则为周痹，或因于寒，或因于湿，皆能为痹。治周痹寒湿，通经脉也。又曰膝痛者，言机关缓急，则膝亦痛。老人精血虚而机关不利，故颇利老人。

淫羊蕾　气味辛寒，无毒。主治阴痿绝伤，茎中痛，利小便，益气力，强志。

淫羊蕾出上郡阳山山谷，江东陕西、泰山、汉中、湖湘间皆有。茎高一二尺，一茎三极，一桠三叶，叶似杏叶，上有刺，关中呼为三枝九叶草。枝茎细劲，经冬不凋，四月开白花，亦有紫花者，生处不闻水声者良。陶隐居云：西川北部有淫羊，一日百遍交合，盖食此藿所致，因以为名。《唐本草》名仙灵脾，有仙灵脾酒，益丈夫，兴阳，理腰膝冷。

羊为火畜，藿能淫羊，盖禀水中之天气，而得太阳阳热之气化也。禀水中之天气，故气味辛寒。得太阳之阳热，故主治阴痿绝伤。太阳合膀胱寒水之气，故治茎中痛，利小便。太阳之气，上合于肺，内通于肾，故益气力，强志。

淫羊藿禀太阳之气，而功能治下，与紫萍禀太阳之气，而浮越于肤表者，少有不同，故生处不闻水声者良。欲使太阳之气藏于水中，而不征现于外也。圣人体察物性，曲尽苦心，学者潜心玩索，庶几得之。

紫葳　气味酸，微寒，无毒。主治妇人产乳余疾，崩中，癥瘕血闭，寒热羸瘦，养胎。

紫葳处处皆有，多生山中，人家园圃亦或栽之。蔓延木上，高数丈，年久者藤大如杯，春初生枝，一枝数叶，尖长有齿，自夏至秋，花开五瓣，赭黄色，有细点，秋深更赤，今名凌霄花，谓其花之极高也，根花并用。

紫葳延引藤蔓，主通经脉，气味酸寒，主清血热，故《本经》主治如此。近时用此，为通经下胎之药。仲景鳖甲煎丸，亦用紫葳以消癥瘕，必非安胎之品。《本经》养胎二字，当是堕胎之讹耳。

薤白　气味辛苦温滑，无毒。主治金疮疮败，轻身，不饥，耐老。

薤处处有之，正月发苗，叶状似韭，韭叶中实而扁，有剑脊，薤叶中空似细葱，而有棱，气亦如葱。二月开细花紫白色，一茎一根，根如小蒜，叶青根白，入药只用其根，故曰薤白，与韭白、葱白同一义也。根之色亦有微赤者，赤者苦而不辛，白者辛而不苦，入药以白者为佳。

薤用在下之根，气味辛温，其性从下而上，主助生阳之气上升者。《金匮》胸痹证，有瓜蒌薤白白酒汤，瓜蒌薤白半夏汤，枳实薤白桂枝汤，皆取自下而上从阴出阳之义。金疮疮败，则皮肌经脉虚寒。薤白辛温，从内达外，故能治之，生阳上升，则轻身不饥耐老。

龙胆　气味苦涩，大寒，无毒。主治骨间寒热，惊痫邪气，续绝伤，定五脏，杀蛊毒。

龙胆始出齐朐山谷及冤句，今处处有之，以吴兴者为胜，宿根生苗，一窠有根十余条，类牛膝而短，黄白色，其茎高尺余，纤细状如小竹枝，花开青碧色，冬后结子苗便枯，俗名草龙胆。又一种山龙胆，其叶经霜雪不凋，此同类而别种也。

龙胆草根味极苦，气兼涩，性大寒。茎如竹枝，花开青碧，禀东方木气，故有龙胆之名。龙乃东方之神，胆主少阳甲木，苦走骨，故主治骨间寒热。涩类酸，故除惊痫邪气。胆主骨，肝主筋，故续绝伤。五脏六腑皆取决于胆，故定五脏。山下有风曰虫，风气升而蛊毒自杀矣。

黄芩 气味苦寒，无毒。主治诸热，黄疸，肠澼，泄痢，逐水，下血闭，恶疮，疽蚀，火疡。

> 黄芩《本经》名腐肠，又名空肠，又名妒妇，谓外皮肉，而内空腐，妒妇心黯，黄芩心黑同也。出川蜀及陕西河东，近道皆有。芩者黔也，黑色也。其根黑而黄，故曰黄芩。

黄芩色黄内空，能清肠胃之热，外肌皮而性寒，能清肌表之热，乃手足阳明兼手太阴之药也。主治诸热黄疸，肠澼泄痢者，言诸经之热，归于胃土而为黄疸，归于大肠而为泄痢。黄芩中空，主清肠胃之热，故能治之。肠胃受浊，得肺气通调，则水津四布，血气运行，逐水下血闭者，黄芩外肌皮而清肌表。肌表清，则肺气和，而留水可逐，血闭自下矣。火热之气留于肌肉皮肤，则为恶疮疽蚀。恶疮疽蚀名曰火疡。黄芩治之，清肌表也。

藁本 气味辛温，无毒。主治妇人疝瘕，阴中寒肿痛，腹中急，除风头痛，长肌肤，悦颜色。

> 藁本始出崇山山谷，今西川河东、兖州、杭州山中皆有。根似芎䓖而轻虚，味麻不堪作饮，正月、二月采根，曝干三十日成。

藁，高也。藁本始生崇山，得天地崇高之气，禀太阳标本之精。故下治妇人疝瘕，阴中寒肿痛，中治腹中拘急，上除头风痛。盖太阳之脉本于下，而上额交巅，出入于中上也。太阳阳气有余，则长肌肤，悦颜色。

百合 气味甘平，无毒。主治邪气腹胀心痛，利大小便，补中益气。

百合近道山谷处处有之。三月生苗，高二三尺，一茎直上，叶如竹叶，又似柳叶，四向而生，五月茎端开白花，芬芳六出，四垂向下，昼开夜合，故名夜合花。其根如蒜，细白而长，重叠生二三十瓣。煮食甘美，取瓣分种，如种蒜法。一种花红不四垂者，山丹也。一种花红带黄而四垂，上有黑斑点，其子黑色，结在枝叶间者，卷丹也。其根皆同百合，皆可煮食，而味不美。盖一类三种，唯白花者入药，余不可用。

百合色白属金，味甘属土，昼开夜合，应天道之昼行于阳，夜行于阴，四向六合，应土气之达于四旁。主治邪气腹胀心痛者，邪气下乘于脾，则地气不升而腹胀。邪气上乘于肺，则天气不降而心痛。盖腹者脾之部，肺者心之盖也。利大小便者，脾气上升，肺气下降，则水津四布，糟粕运行矣。补中者，补脾。益气者，益肺也。

干姜 气味辛温，无毒。主治胸满咳逆上气，温中，止血，出汗，逐风湿痹，肠澼下痢，生者尤良。

干姜用母姜晒干，以肉厚而白净，结实明亮如天麻者为良，故又名白姜。临海、章安、汉温、池州诸处皆能作之，今江西、浙江皆有，而三衢开化者佳。

太阴为阴中之至阴，足太阴主湿土，手太阴主清金。干姜气味辛温，其色黄白，乃手足太阴之温品也。胸满者，肺居胸上，肺寒则满。咳逆上气者，手足太阴之气不相通贯，致肺气上逆也。温中者，言干姜主治胸满咳逆上气，以其能温中也。脾络虚寒，则血外溢。干姜性温，故止血也。出汗者，辛以润之，开腠理，致津液通气也。逐风湿痹者，辛能发散也。肠澼下痢，乃脾脏虚寒。《伤寒论》云：脾气孤弱，五液注下，下焦不合，状如豚肝。干姜能温脾土，故治肠澼下痢。生者尤良，谓生姜能宣达胃气，用之尤良。

按：桂枝、葛根、柴胡诸汤，并胃逆呕吐，表寒诸证，多用生姜。夫生姜乃老姜所生之子姜，主宣达阳明胃土之气，阳明为太阳之府，故干姜治脾，生姜治胃，脏腑者，子母之谓也。

按：《神农本经》只有干姜、生姜，而无炮姜，后人以干姜炮黑，谓之炮姜。《金匮要略》治肺痿，用甘草干姜汤，其干姜亦炮，是炮姜之用，仲祖其先之矣。姜味本辛，炮过则辛味稍减，主治产后血虚身热，及里寒吐血，衄血，便血之证。若炮制太过，本质不存，谓之姜炭，其味微苦不辛，其质轻浮不实，又不及炮姜之功能矣。即用炮姜，亦必须三衢开化之母姜，始为有力。今药肆中多以伤水变味之生姜，晒干炮用，未免有名无实。

赤小豆　气味甘酸平，无毒。主下水肿，排痈肿脓血。

赤豆出江淮间，今关西、河北、汴洛皆有，夏至后下种，苗科高尺许，枝叶似豇豆，至秋开花淡银褐色，有腐气，结荚长二三寸，皮色微白带红，豆如绿豆而色赤，可作粥饭，煮熟署黯，可作香豉入药，以紧小而赤黯者为良。豆谷类也，赤小豆乃赤豆之小者，今药肆中不知以何物，草子赤黑相间者，伪充赤小豆，其谬已甚。夫既名为豆，岂可于谷外求之耶。

赤豆煮熟，其味则甘，生时其气微酸，故曰甘酸平。豆者，水之谷也，其性下沉，是主从上而下，由外而内，色赤属火，又主从下而上，由内而外。《本经》主下水肿，乃从上而下，由外而内也。排痈肿脓血，乃从下而上，由内而外矣。

大豆黄卷　气味甘平，无毒。主治湿痹、筋挛、膝痛，不可屈伸。

黑大豆水浸出芽，约五寸长，使干之，名为黄卷。李时珍曰：一法壬癸日以井华水浸大豆，候生芽，取皮阴干用。

《金匮》薯蓣丸治虚劳不足，风气百疾，内用大豆黄卷，义可知矣。

白薇　气味苦咸平，无毒。主治暴中风，身热肢满，忽忽不知人，狂惑邪气，寒热酸疼，温疟洗洗，发作有时。

白薇《本经》名春生，出陕西及舒、滁、润、辽诸处。其根黄白色，类牛膝，而短小柔软可曲者，白薇也。坚直易断者，白前也。《乘雅》云：根似牛膝而细长尺许，色黄微白，芳香袭人者，白薇。色白微黄，折之易断者，白前也。

凡草木皆感春气而生，唯《本经》号白薇为春生。谓其能启水天之精气，随春气而生升也。其味苦咸，咸者水也。苦者火也。禀太阳寒水之气在下，标阳之气在上也。根色黄白，又得阳明秋金之气，而秋金之气，合肺气于皮毛，亦太阳之所主也。太阳标阳之气，行于肌表，故主治暴中风。太阳寒水之气，周于一身，故主治身热。肢满，风邪淫于四末也。忽忽，眩晕貌。忽忽不知人，风邪行于头目也。夫风者，百病之长，善行数变。狂惑邪气，风淫血分而涉于心包矣。寒热酸痛，风淫肌腠而涉于经脉矣。白薇禀秋金之气，故治诸风之变证。先热后寒，名曰温疟。温疟洗洗，如水洒身之寒也。温疟发作有时，白薇禀寒水之气，上行外达，故治温疟。又得太阳之标阳，故治温疟之洗洗。

败酱 气味苦平，无毒。主治暴热火疮赤气，疥瘙，疽痔，马鞍热气。

败酱俗名苦菜，处处原野皆有。春初生苗，深冬始凋，野人多食之。

败酱味苦性寒，故主治暴热火疮赤气，而疥瘙疽痔，马鞍热气，皆为火热之病。马者，火之畜也。《金匮》言有薏苡附子败酱散，亦主肠痈而消热毒。

白鲜根皮 气味苦寒，无毒。主治头风，黄疸，咳逆，淋沥，女子阴中肿痛，湿痹死肌，不可屈伸起止行步。

白鲜出河中江宁、滁州、润州皆有之，以川蜀者为胜。苗高尺余，茎青叶稍白，四月开花紫白色，根皮白色，根心内实，其气腥膻。

白鲜臭腥色白，气味苦寒，禀金水之精，而治风热之证。主治头风，金能制风也。治黄疸，水能清热也。禀金气而益肺，故治咳逆。禀水气而益膀胱，故治男子淋沥，女子之阴中肿痛。燥气属金，故治湿痹之死肌。水气主骨，故治骨属不可屈伸，及不可起止行步也。

蓼实 气味辛温，无毒。主治明目，温中，耐风寒，下水气，面浮肿，痈疡。

蓼近水滨及下湿处皆有，其类甚多，有青蓼、香蓼、水蓼、马蓼、紫蓼、赤蓼、木蓼七种。又一种味极辛辣，谓之辣蓼。今时浸水和面，罨面是为神曲，又取燥末拌糯米饭一团，作酵造酒，而诸蓼与实用之者鲜矣。

薇衔 气味苦平，无毒。主治风湿痹，历节痛，惊痫，吐舌，悸气，贼风，鼠瘘，痈肿。薇音眉。

薇衔生汉中川泽及冤句，邯郸。丛生，叶似茺蔚。有毛赤茎，《本经》名麋衔，一名鹿衔，言麋鹿有疾，衔此草即瘥也。又名吴风草。李时珍曰：按郦道元《水经注》云：魏兴、锡山多生薇衔草，有风不偃，无风独摇，则吴风当作无风乃通。

按：月令五月鹿角解，十一月麋角解，是麋鹿有阴阳之分矣。此草禀少阴水火之气，是以麋鹿咸宜，犹乌药之治猫狗也。《素问》黄帝问曰：有病身热懈惰，汗也如浴，恶风少气，此为何病？岐伯曰：病名酒风，治之以泽泻、术各三分，麋衔五分，合以三指撮，为后饭后饭，先服药也。此圣方也。而后世不知用之，诚缺典矣。

土瓜根 气味苦寒，无毒。主治消渴、内痹、瘀血、月闭、寒热酸疼，益气，愈聋。

土瓜《本经》名王瓜，俗名野甜瓜。月令云：四月王瓜生，即此瓜也。始生鲁地平泽田野及人家墙垣篱落间，四月生苗延蔓。其蔓多须叶，如瓜蒌叶，但无叉缺，有毛刺。五月开黄花，花下结子，熟时赤如弹丸，根如瓜蒌，根之小者，须掘深二三尺，乃得正根。三月采根，阴干候用。

愚按：土瓜非世俗所食之王瓜，又非世俗所食之甜瓜。《本经》虽有其名，今人未之识也。因仲景《伤寒论》有土瓜根为导之法，故存之。

按：月令所谓王瓜者，蔓延而生，茎叶上皆有细毛，其叶圆而上尖，一叶之下辄有一须，遇草木茎叶即能缠绕。六七月开花色黄五瓣，花下蒂长，即其实也。吾杭甚多，凡旷野隙地遍处有之，民间往往认作瓜蒌，高氏以为今人未之识者，盖以此故耳。

厚朴 气味苦温，无毒。主治中风，伤寒，头痛寒热，惊悸，气血痹，死肌，去三虫。

厚朴取其木质朴而皮厚以命名，一名烈朴，又名赤朴，谓其性辛烈而色紫赤也。洛阳、陕西、江淮、河南、川蜀山谷中，往往有之，近以建平、宜都及梓州、龙州者为上。木高三四丈，径一二尺，肉皮极厚，以色紫油湿润者为佳，春生叶如槲叶，四季不凋，五六月开红花，结实如冬青子，生青熟赤，实中有核，其味甘美。厚朴之实，别名逐折。《别录》云：主疗鼠瘘，明目，益气。

厚朴气味苦温，色赤性烈，花实咸红，冬不落叶，肉厚色紫，盖禀少阳木火之精，而通会于肌腠者也。主治中风伤寒头痛寒热者，谓能解肌而发散也。助木火之精气，故能定肝心之惊悸也。气血痹者，津液随三焦出气以温肌肉，肝主冲任之血，充肤热肉，痹则气血不和于肌腠。厚朴气温色紫，能解气血之痹而活死肌也。去三虫者，三焦火气内虚，则生虫。厚朴得少阳之火化，而三虫自去矣。

愚按：厚朴色赤性烈，生用则解肌而达表，禀木火之气也。炙香则运土而助脾，木生火而火生土也。《金匮》方中厚朴大黄汤，用厚朴一尺，取象乎脾也。

黄檗 气味苦寒，无毒。主治五脏肠胃结热，黄疸，肠痔，止泄痢，女子漏下赤白，阴伤蚀疮。檗，音百，俗作黄柏，省笔之讹。

黄檗木出汉中山谷及永昌、邵陵、房商、山东诸处皆有。今以蜀中出者，皮厚色深为佳，树高数丈，叶似紫椿，经冬不凋，皮外白里深黄色，入药用其根结块，如松下茯苓。

黄檗气味苦寒，冬不落叶，禀太阳寒水之精。皮厚色黄，质润稠黏，得太阴中土之化。盖水在地之下，水由地中行，故主治五脏肠胃中之结热，黄疸，肠痔。治结热者，寒能清热也。治黄疸、肠痔者，苦能胜湿也。止泄痢者，先热泄而后下痢，黄柏苦寒，能止之也。女子漏下赤白，阴伤蚀疮，皆湿热下注之病。苦胜湿而寒清热，故黄檗皆能治之也。以上主治，皆正气无亏，热毒内盛，所谓下者举之，结者散之，热者寒之，强者泻之，各安其气，必清必静，则病气衰气，归其所宗，此黄檗之治皆有余之病也。如正气稍虚，饮食不强，便当禁用。

愚按：黄檗禀寒水之精，得中土之化，有交济阴阳，调和水火之功，所治至广。而《真珠囊药性》云：黄檗疮用，一言蔽之。后人徒事歌括者，信为疮药而已。其曰真珠，殆以鱼目欺世尔。

卮子　气味苦寒，无毒。主治五内邪气，胃中热气，面赤，酒疱皶鼻，白癞，赤癞，疮疡。

卮，酒器也，卮子象之，故名，俗作栀。《本经》谓之木丹，《别录》谓之越桃，今南方及西蜀州郡皆有之。木高七八尺，叶如李，厚而深绿，春荣夏茂，凌冬不凋，五月花开，花皆六出，洁白芬芳，交秋结实，如诃子状，生青，熟则黄赤，其中仁穰亦红赤，入药宜用山卮子，皮薄而圆小，刻房七棱至九棱者为佳。李时珍曰：蜀中有红栀子，花烂红色，其实染物亦赭红色。

栀子气味苦寒，其色黄赤，春荣夏茂，凌冬不凋，盖禀少阴之气化。少阴寒水在下，而君火在上也。花多五瓣，而栀花六出。六者水之成数也。稍秒结实，味苦色赤，房刻七棱九棱，是下禀寒水之精，而上结君火之实。主治五内邪气，胃中热气者，禀寒水之精，而治热之在内也。面赤，酒皶鼻，白癞，赤癞，疮疡者，结君火之实，而治热之在外也。栀子能启寒水之精，清在上之火热，复能导火热之气以下降者，如此。

栀子生用能起水阴之气上滋，复导火热以下行，若炒黑则但从上而下，不能起水阴以上滋，故仲祖栀子豉汤生用不炒，有交姤水火，调和心肾之功。而后人委言栀子生用则吐，炒黑则不吐，且以栀子豉汤为吐剂。愚每用生栀及栀子豉汤，并未曾吐。夫不参经旨，而以讹传讹者，不独一栀子为然矣。

杏仁　气味甘苦温，冷利，有小毒。主治咳逆上气，雷鸣，喉痹，下气，产乳，金疮，寒心奔豚。

杏叶似梅，二月开淡红花，五月实熟有数种，赭色而圆者，名金杏。甘而有沙者，名沙杏，黄而带酢者，名梅杏。青而带黄者，名柰杏，入药用苦杏。

杏仁气味甘苦，其实苦重于甘，其性带温，其质冷利。冷利者，滋润之意，主治咳逆上气者，利肺气也。肺气利而咳逆上气自平矣。雷鸣者，邪在大肠。喉痹者，肺窍不利。下气者，谓杏仁质润下行，主能下气。气下则雷鸣，喉痹皆愈矣。产乳者，产妇之乳汁也。生产无乳，杏仁能通之。金疮者，金刃伤而成疮也。金伤成疮，杏仁能敛之。寒心奔豚者，肾脏水气凌心而寒，如豚上奔。杏仁治肺，肺者金也，金为水之母，母能训子逆。又，肺气下行，而水逆自散矣。

桃仁　气味苦甘平，无毒。主治瘀血血闭，癥瘕邪气，杀小虫。

桃种类颇多，唯山中野毛桃即《尔雅》所谓旄桃者，小而多毛，核黏味恶，其仁充满多脂，可入药用。

桃仁、杏仁味俱甘苦，杏仁苦胜，故曰甘苦，桃仁甘胜，故曰苦甘。桃色先青后紫，其味甘酸，禀木气也，其仁亦主疏肝，主治瘀血血闭，疏肝气也。癥瘕邪气乃血与寒汁沫，留聚于肠胃之外，凝结而为癥瘕，肝气和平，则癥瘕邪气自散矣。杀小虫者，厥阴风胜则生虫，肝气疏通而虫自杀矣。

《素问》五果所属，以桃属金，为肺之果，后人有桃为肺果，其仁治肝之说。

愚按：桃味酸甘，其色生青熟紫，并无金体，窃疑《素问》之桃，乃胡桃也，俗名核桃，外壳内白，庶几似之。若谓桃，则唯毛桃仁之桃，皮色白有毛，余俱无矣。生时肉青白，熟则紫矣。若以外核内仁当之，则杏梅未始不如是，献疑于此，俟后贤正之。

桃胶附　气味苦平，无毒。炼服保中不饥，忍风寒。《别录》附。

桃茂盛时，以刀割树皮，久则胶溢出，采收以桑灰汤浸过晒干用。

乌梅　气味酸温平涩，无毒。主治下气，除热，烦满，安心，止肢体痛，偏枯不仁，死肌，去青黑痣，蚀恶肉。志痣同。

> 梅实将熟时，采微黄者，篮盛于突上熏黑，若以稻灰淋汁，润湿蒸过，则肥泽不蛀。

梅花放于冬，而实熟于夏，独得先春之气，故其味酸，其气温平而涩，涩附于酸也。主下气者，得春生肝木之味，生气上升，则逆气自下矣。除热烦满者，禀冬令水阴之精，水精上滋，则烦热除而胸膈不满矣。安心者，谓烦热除而胸膈不满，则心气亦安。肢体痛，偏枯不仁，死肌，皆阳气虚微，不能熏肤充身泽毛，若雾露之溉。梅实结于春而熟于夏，主敷布阳气于肌腠，故止肢体痛，及偏枯不仁之死肌。阳气充达，则其颜光，其色鲜，故去面上之青黑痣，及身体虫蚀之恶肉。

愚按：乌梅味酸，得东方之木味，放花于冬，成熟于夏，是禀冬令之水精而得春生之上达也。后人不体经义，不穷物理，但以乌梅为酸敛收涩之药，而春生上达之义未之讲也，惜哉。

枳实 气味苦寒，无毒。主治大风在皮肤中，如麻豆苦痒，除寒热结，止痢，长肌肉，利五脏，益气，轻身。

> 枳实出河内洛西及江湖州郡皆有。近时出于江西者为多，其木如橘而小，高五七尺，叶如橙，多刺，春开白花结实，至秋始成。《周礼》云：橘逾淮而北为枳，今江南枳橘皆有，江北有枳无橘，此是种类各别，非逾淮而变也。七八月采者为枳实，九十月采者为枳壳。愚按：实者乃果实之通称，言实壳亦在其中矣。

枳实气味苦寒，冬不落叶，禀少阴标本之气化，臭香形圆，花白多刺，穰肉黄白。又得阳明金土之气化，主治大风在皮肤中。如麻豆苦痒者，得阳明金气而制风，禀少阴水气而清热也。除寒热结者，禀少阴本热之气而除寒，标阴之气而除热也。止痢，长肌肉者，得阳明中土之气也。五脏发原于先天之少阴，生长于后天之阳明，故主利五脏，得少阴之阴，故益气，得阳明之气，故轻身。

仲祖本论，有大承气汤，用炙厚朴、炙枳实。小承气汤，用生厚朴、生枳实，生熟之间，有意存焉。学者不可不参。

枳壳附　气味苦酸，微寒，无毒。主治风痹、淋痹，通利关节，劳气咳嗽，背膊闷倦，散留结胸膈痰滞，逐水，消胀满，大胁风，安胃，止风痛。《开宝本草》附。

上世本草只有枳实，至宋《开宝本草》，始分枳之小者为枳实，大者为枳壳。愚谓：小者其性藏密而气全，大者其性宣发而气散，或云，大者气足而力虚，小者气不足而力薄。不知气之足也，在于旺时，若过其时，则反薄矣。又，李东垣云：枳壳缓而枳实速。王好古云：枳壳主高，枳实主下，高者主气，下者主血，未免臆说不经。后学遵而信之，宁无萤乎。须知实与壳，其种未始有殊也。种既无殊，则缓速气血之说，何可分乎。

山茱萸　气味酸平，无毒。主治心下邪气寒热，温中，逐寒湿痹，去三虫，久服轻身。

山茱萸今海州、兖州、江浙近道诸山中皆有。木高丈余，叶似榆有刺，二月开花白色，四月结实如酸枣，色紫赤，九月、十月采实，阴干去核用肉。

山茱萸色紫赤而味酸平，禀厥阴少阳木火之气化。手厥阴属心包，故主治心下之邪气寒热。心下乃厥阴心包之部也。手少阳属三焦，故温中。中，中焦也。中焦取汁，奉心化赤而为血，血生于心，藏于肝。足厥阴肝主之血，充肤热肉，故逐周身之寒湿痹。木火气盛，则三焦通畅，故去三虫。血充肌腠，故久服轻身。

愚按：仲祖八味丸用山茱萸，后人去桂附，改为六味丸，以山茱萸为固精补肾之药。此外并无他用，皆因安于苟简，不深探讨故也。今详观《本经》山茱萸之功能主治如此，学者能于《本经》之内会悟，而广其用，庶无拘隘之弊。

吴茱萸 气味辛温，有小毒。主治温中下气，止痛，除湿血痹，逐风邪，开腠理，咳逆寒热。

吴茱萸所在有之，江浙、蜀汉尤多。木高丈余，叶似椿而阔厚，紫色，三月开红紫细花，七八月结实累累成簇，似椒子而无核，嫩时微黄，熟则深紫，多生吴地，故名吴茱萸。九月九日采，阴干，陈久者良，滚水泡一二次，去其毒气用之。

山茱萸、吴茱萸咸禀木火之气。禀火气，故主温中。禀木气，故主下气。中焦温而逆气下，则痛自止矣。湿血痹者，湿伤肌腠，致充肤热肉之血凝泣为痹。少阳炎热之气，行于肌腠，肝主冲任之血，淡渗皮肤，则湿血痹可除矣。又曰：逐风邪者，言湿痹可除，而风邪亦可逐也。气味辛温，故开腠理。腠理开，则肺病之咳逆，皮肤之寒热皆治矣。

猪苓　气味甘平，无毒。主治痎疟，解毒蛊疰不祥，利水道。久服轻身耐老。

猪苓始出衡山山谷及济阴、冤句，今蜀州、习州亦有之。乃枫树之苓也，其皮黑，其肉白，而坚实者佳。任昉《异述记》云：南中有枫子鬼木之老者，为人形，亦呼为灵枫，盖瘿瘤也。至今越巫有得者，以之雕刻鬼神，可致灵异。《尔雅正义》云：枫子鬼乃枫木上寄生，枝高二三尺，天旱以泥涂之即雨。荀伯子《临川记》云：岭南枫木岁久生瘿，如人形，遇暴雷大雨，则暗长三五尺，谓之枫人，则枫为灵异之木，可知矣。

按：陶弘景曰：猪苓是枫树苓。苏颂曰：生土底不必枫根下始有。李时珍曰：猪苓是木之余气所结，如松之余气结茯苓之理。他木皆有，枫树为多。卢子由曰：木之有余于气与脂者，唯松与枫，松则兼气与脂而咸有余，枫则余气为苓，不复余脂为香。余脂为香，不复余气为苓，苓与香各禀气与脂之体与用也。合诸说，观之苓虽他木皆有，唯枫树下者，入药为良。犹寄生、螵蛸二物他树亦有，而唯取桑上者入药，亦此理耳。谓之猪苓者，以其形似猪矢命名。

枫树之瘿，遇雷雨则暗长，以泥涂之，即天雨，是禀水精所主之木也。猪苓新出土时，其味带甘，苓主淡渗，故曰甘平。痎疟，阴疟也。主治痎疟者，禀水精之气以奉春生，则阴疟之邪，随生气而升散矣。解毒蛊疰不详者，苓禀枫树之精华，结于中土，得土气则解毒，禀精华则解蛊在不祥也。味甘平而淡渗，故利水道。久服则水精四布，故轻身耐老。

芜荑　气味辛平，无毒。主治五内邪气，散皮肤骨节中淫淫温行毒，去三虫，化食。

　　芜荑生晋山川谷，今河东、河西近道处处皆有，而太原、延州、同州者良。其木名梗，《说文》曰：梗，山枌榆也，有刺，实为芜荑。叶圆而厚，其实早成，亦如榆荚，但气臭如犼[1]，土人作酱食之，则味香美。性能杀虫，置物中亦能辟蛀。

　　芜荑，山榆仁也，榆受东方甲乙之精，得先春发陈之气，禀木气也。其味辛，其臭腥，其色黄白，其本有刺，禀金气也。木能平土，故主治五内之邪气。五内者，中土也。金能制风，故散皮肤骨节中淫淫温行毒。淫淫温行者，风动之邪也。风胜则生虫，去三虫，亦金能制木也。火衰则食不化，化食，乃木能生火也。

　　皂荚　气味辛咸温，有小毒。主治风痹死肌，邪气风头泪出，利九窍，杀精物。

　　皂荚处处有之，其树高大，叶如槐叶，枝间有刺，即皂角刺也。夏开细黄花，结实有三种，一种小如猪牙，一种大而肥厚，多脂而黏，一种长而瘦薄，枯燥不黏，皆可入药。《本经》用如猪牙者，其树多刺，难上采荚，以蒦[2]箍其树，一夜自落，有不结实者，树凿一孔入生铁三五斤，泥封之即结荚。人以铁砧捶皂荚，即自损，铁碾碾之，久则成孔，铁锅爨[3]之多爆片落。

　　愚按：纳生铁而即结荚者，铁乃金类，色黑属水，得金水之气，则木茂而结荚也。铁遇之而剥损者，荚色紫赤，具太阳火热之气，火能克金也。蒦箍其皮，荚即落者，太阳之气自下而上行于肤表，箍其皮则阳气不能上升，太阳气殒而荚落矣。

---

　　①　犼　音信，兽名，狸属，似猫而小，有臭气。
　　②　蒦　疑为"蒦"，即薄竹皮。
　　③　爨　音窜，烧火煮饭之意。

皂荚枝有刺而味辛，禀金气也。色紫赤而味兼咸，禀水气也。太阳之气合金气而出于肤表，合水气而下挟膀胱，故味辛咸而气温热。辛咸温热，则有小毒矣。风邪薄[①]于周身，则为风痹死肌之证。风邪上薄于头，则为风头泪出之证。皂荚禀金气而制风，故能治也。九窍为水注之气，皂荚禀水气，故利九窍。太阳阳热之气，若天与日，天日光明，则杀精物，精物，犹百精老物也。

皂角刺附　一名天丁，气味辛温，无毒。米醋熬嫩刺作煎，涂疮癣，有奇效。《图经本草》治痈肿，妒乳，风疠恶疮，胎衣不下，杀虫。《本草纲目》小儿重舌，小便淋闭，肠风痢血，大风疠痒，痈疽不溃，疮肿无头。诸方。去风，化痰，败毒攻毒，定小儿惊风发搐，攻痘疮起发，化毒成浆。隐庵增附。

皂荚子附　气味辛温，无毒。炒舂去赤皮，以水浸软，煮熟糖渍食之，疏道五脏风热壅。《本草衍义》核中白肉，入治肺药，核中黄心嚼食，治膈痰吞酸。《图经本草》仁和血，润肠，《用药法象》治风热，大肠虚秘，瘰疬肿毒，疮癣。《本草纲目》治疔肿便痈，风虫牙疼，妇人难产，里急后重，肠风下血，腰脚风痛。《诸方》治疝气，并睾丸肿痛。隐庵增附。

肥皂荚附　气味辛温，微毒。主治去风湿，下痢便

---

① 薄 通"迫"。

血，**疮癣肿毒**。《本草纲目》附。

肥皂荚种类与皂荚相同，以其厚而多肉，故名肥皂荚，内有黑子数颗，大如指头而不甚圆，色如黑漆而甚坚，中有白仁如栗，煨熟可食，外科用之消肿毒、瘰疬。《相感志》云：肥皂荚水能死金鱼，辟蚂蚁，麸见之则不就。

近时疡医用肥皂肉，捣罯无名肿毒。用核仁，治鼠瘘疽痔。方上游医，用为吐药，治癥瘕痞积。内科用者，盖鲜焉。

秦皮 气味苦，微寒，无毒。主治风寒湿痹，洗洗寒气，除热，目中青翳白膜。久服头不白，轻身。

秦皮本名梣皮，出陕西州郡，河阳亦有之，其木似檀枝干，皆青绿色，叶细无花实，皮上有白点而不粗错，取皮渍水，色便青碧，书纸上视之亦青色者，为真。

秦木生于水旁，其皮气味苦寒，其色青碧，受水泽之精，具青碧之色，乃禀水木相生之气化。禀木气而春生，则风寒湿邪之痹证，及肤皮洗洗然之寒气，皆可治也。禀水气而清热，故主除热。目者肝之窍，木气盛，则肝气益，故治目中青翳白膜。发者，血之余，水精足，则血亦充，故久服头不白而轻身。

篁竹叶 气味苦寒，无毒。主治咳逆上气，溢筋急，消恶疡，杀小虫。

竹产处唯江河之南甚多，故戴凯之《竹谱》曰：九河鲜有，五岭实繁，茎直中通，四时青翠，茎有节，节有枝，枝有节，节有叶，叶必三之，枝必两之，六十年一花，其花结实，其竹则枯。竹之种类最多，《本经》用篁竹，后人兼用淡竹，苦竹。一种薄壳者，名甘竹，亦佳。竹禀冬令之水精，其根硬，喜行东南，是气禀西北，而体尚向东南也。冬时孕笋，春时抽簜，夏时解箨，秋日成竿，得天地四时之气。

竹叶凌冬不落，四季常青。凌冬不落者，禀太阳标阳之气也。太阳标阳本寒，故气味苦寒。四季常青者，禀厥阴风木之气也，木主春生，上行外达，故主治咳逆上气。溢筋急者，肝主筋，竹叶禀风木之精，能滋肝脏之虚急也。消恶疡者，恶疡主热，竹叶禀水寒之气，能清心脏之火热也。虫为阴类，竹叶得太阳之标阳，而小虫自杀矣。

竹沥附 气味甘大寒，无毒。主治暴中风，风痹，胸中大热，止烦闷，消渴，劳复。《别录》附。

簜竹、淡竹、苦竹皆可取沥，将竹截取二尺许劈开，以砖两片对立架竹于上，两头各出五七寸，以火炙出其沥，以盘承取。

朱震亨曰：竹沥滑痰，非助以姜汁不能行。

竹茹附 气味甘，微寒，无毒。主治呕啘温气，寒热，吐血，崩中。《别录》附。

用刀轻轻刮去竹皮上粉青，取青内之皮，谓之竹茹。今人用竹沥、竹茹，皆取大竹，不知淡竹、苦竹、簜竹皆细小不大，俱系野生，非家种也。

呕啘，吐逆也。温气，热气也。竹茹，竹之脉络也。人身脉络不和，则吐逆而为热矣。脉络不和，则或寒或热矣。充肤热肉，淡渗皮毛之血，不循行于脉络，则上吐血而下崩中矣。凡此诸病，竹茹皆能治之，乃以竹之脉络而通人之脉络也。

石膏 气味辛，微寒，无毒。主治中风寒热，心下逆气惊喘，口干舌焦，不能息，腹中坚痛，除邪鬼，产乳，金疮。

石膏出齐庐山及鲁蒙山，剡州、彭城、钱塘亦有。有软硬二种，软石膏生于石中，大块作层，如压扁米糕，细纹短密，宛若束针，洁白如膏，松软易碎，烧之白烂如粉。硬石膏作块而生，直理起棱，如马齿坚白，击之则段段横解，光亮如云母、白石英，有墙壁。烧之亦易散，仍硬不作粉，今用以软者为佳。

石膏质坚色白，气辛味淡，纹理如肌腠，坚白若精金，禀阳明金土之精，而为阳明胃府之凉剂、宣剂也。中风寒热者，风乃阳邪，感阳邪而为寒为热也。金能制风，故主治中风之寒热。心下逆气惊喘者，阳明胃络上通于心，逆则不能上通，致有惊喘之象矣。口干舌焦，不能息，腹中坚痛者，阳明之上，燥气治之，口干舌焦，燥之极也。不能息，燥极而阳明之气不和于上也。腹中坚痛，燥极而阳明之气不和于下也。石膏质重性寒，清肃阳明之热气，故皆治之。禀金气则有肃杀之能，故除邪鬼。生产乳汁，乃阳明胃府所生。刀伤金疮，乃阳明肌肉所主。石膏清阳明而和中胃，故皆治之。

《灵枢经》云：两阳合明，是为阳明。又云：雨火并合，故为阳明，是阳明上有燥热之主气，复有前后之火热，故伤寒有白虎汤，用石膏、知母、甘草、粳米，主资胃府之津，以清阳明之热。又，阳明主合而居中土，故伤寒有越脾汤。石膏配麻黄，发越在内之邪，从中土以出肌表，盖石膏质重则能入里，味辛则能发散，性寒则能清热。其为阳明之宣剂、凉剂者，如此。

慈石　气味辛寒，无毒。主治周痹，风湿，肢节中痛，不可持物，洗洗酸消，除大热烦满，及耳聋。

慈石出太山山谷及慈山山阴。今慈州、徐州及南海旁山中皆有之。《南州异物志》云：涨海崎头水浅而多慈石，大舟以铁叶固之者，至此皆不得过。以此言之，南海所出尤多也。慈州者，岁贡最佳，能吸铁，虚连数十铁，或一二斤刀器，回转不落者，尤良。其石中有孔，孔中有黄赤色，其上有细毛，功用更胜。土宿真君曰：铁受太阳之气，始生之初，卤石产焉，百五十年而成慈石，二百年孕而成铁，是慈石乃铁之母精也。

慈石色黑味辛性寒，盖禀金水之精气所生。周痹者，在于血脉之中，真气不能周也。慈石能启金水之精，通调血脉，故能治之。风湿肢节中痛，不可持物，洗洗酸消者。风湿之邪伤于肢节而痛，致手不能持物，足洗洗酸消不能行。酸消，犹痠削也。慈石禀阳明、太阳金水之气，散其风湿，故能治之。除大热烦满及耳聋者，乃水济其火，阴交于阳，亦慈石引针，下而升上之义。

石硫黄　气味酸温，有毒。主治妇人阴蚀，疽痔恶血，坚筋骨，除头秃，能化金银铜铁奇物。奇，疑作等。

石硫黄出东海牧羊山谷及太行河西山中。今南海诸番岭外州郡皆有，然不及昆仑、雅州舶上来者良。此火石之精所结，所产之处必有温泉，泉水亦作硫黄气。以颗块莹净光腻，色黄，嚼之无声者，弥佳。夹土与石者，不堪入药。

硫黄色黄，其形如石。黄者，土之色。石者土之骨。遇火即焰，其性温热，是禀火土相生之气化。火生于木，故气味酸温，禀火气而温经脉，故主治妇人之阴蚀，及疽痔恶血。禀土石之精，故坚筋骨。阳气长则毛发生，故主头秃。遇火而焰，故能化金银铜铁奇物。

阳起石 气味咸，微温，无毒。主治崩中漏下，破子脏中血，癥瘕结气，寒热腹痛无子，阴痿不起，补不足。

> 阳起石乃云母根也。出齐州之齐山，庐山及太山、云山、沂州、琅珊诸山谷。今唯齐州采取，他处不复识之矣。齐州仅一土山，石出其中，彼人谓之阳起山。其山常有暖气，虽盛冬大雪遍境，独此山无积白。盖石气薰蒸使然也。山唯一穴，官司常禁闭，每发冬初，州发丁夫，遣人监取上供，岁月积久，其穴益深，馋凿他石得之甚难。以白色明莹，云头雨脚轻松，知狼牙者为上。黄色者亦重，其上犹带云母者，绝品也。拣择供上，剩余者，州人方货之，不尔，无由得也。置雪中倏然没迹者为真。画纸上于日下扬之飞举者，乃真佳也。

阳起石者，此山之石，乃阳气之所起也，故大雪遍境，而山无积白。有形之石，阳气所钟，故置之雪中，倏然没迹，扬之日下，自能飞举。主治崩中漏下者，崩漏为阴，今随阳气而上升也。破子脏中血，及癥瘕结气者，阳长阴消，阳气透发，则癥结破散矣。妇人月事不以时下，则寒热腹痛而无子。阳起石贞下启元，阴中有阳，阴阳和而寒热除，月事调而生息繁矣。男子精虚，则阴痿不起。阳起石助阴中之阳，故治阴痿不起，而补肾精之不足。

雄黄 气味苦平寒，有毒。主治寒热鼠瘘，恶疮疽痔，死肌，杀精物恶鬼，邪气百虫毒，胜五兵，炼食之轻身，神仙。

《别录》云：雄黄出武都山谷，燉煌山之阳。武都氏羌也，是为仇池，后名阶州，地接西戎界。宕昌亦有而稍劣。燉煌在凉州西数千里，近来用石门谓之新坑，始兴石黄之好者耳。阶州又出一种水窟雄黄，生于山岩中有水流处，其色深红而微紫，体极轻虚，功用最胜。抱朴子云：雄黄当得武都山中出者纯而无杂，形块如丹砂，其赤如鸡冠，光明烨烨者，乃可用。有青黑色而坚者，名熏黄。有形色似真而气臭者，名臭黄，并不入服食，只可疗疮疥。金刚钻生于雄精之中，孕妇佩雄精，能转女成男。

　　雄黄色黄质坚，形如丹砂，光明烁烁，乃禀土金之气化，而散阴解毒之药也。水毒上行，则身寒热，而颈鼠瘘。雄黄禀土气而胜水毒，故能治之。肝血壅滞，则生恶疮而为疽痔，雄黄禀金气而平肝，故能治之。死肌乃肌肤不仁，精物恶鬼乃阴类之邪，雄黄禀火气而光明，故治死肌，杀精物恶鬼。邪气百虫之毒，逢土则解，雄黄色黄，故杀百虫毒。胜五兵者，一如硫黄能化金银铜铁锡也。五兵，五金也。胜五兵，火气盛也。炼而食之，则转刚为柔，金光内藏，故轻身神仙。

　　雌黄　气味辛平，有毒。主治恶疮头秃，痂疥，杀毒虫虱，身痒邪气诸毒。炼之久服，轻身，增年不老。

　　雌黄与雄黄同产，雄黄生山之阳，雌黄生山之阴，一阴一阳，有似夫妇之道，故曰雌雄。

　　李时珍曰：雌黄、雄黄同产，但以山阴山阳受气不同分别，服食家重雄黄，取其得纯阳之精也。雌黄则兼有阴气，故不重。若治病，则二黄之功，亦相仿佛，大要皆取其温中搜肝，杀虫解毒，祛邪焉尔。

　　愚按：雄黄、雌黄气味宜同，今雄黄曰苦平，雌黄曰辛平，须知雄黄苦平而兼辛，雌黄辛平而兼苦，气味不同，难以悉举，故彼此稍异，以俟人之推测耳。

水银 气味辛寒，有毒。主治疥瘘痂疡白秃，杀皮肤中虱，堕胎，除热，伏金银铜锡毒，熔化还复为丹。久服神仙不死。

水银一名汞，一名灵液，又名姹女。古时出符陵平土，产于丹砂中，亦有别出沙地者。今秦州、商州、道州、邵武军、西羌、南海诸番、岭外州郡皆有。《陈霆墨谈》云：拂林国当日没之处，地有水银海，周围四五十里，国人取之近海十里许，掘坑井数十，乃使健夫骏马皆贴金箔行，近海边日照金光晃耀，则水银滚沸，如潮而来，其势若黏裹，其人即回马疾驰，水银随赶。若行缓则人马具扑灭也，人马行速则水银势远力微，遇坑堑而溜积于中，然后取之。又，马齿苋干之十斤，可得水银八两，名曰草汞。

水银气味辛寒，禀金水之真精，为修炼之丹汞，烧朱则鲜红不渝，烧粉则莹白可爱，犹人身中焦之汁，化血则赤，化乳则白，此天地所生之精汁也。主治疥瘘痂疡白秃者，禀水精之气，能清热而养血也。杀皮肤中虱，堕胎者，禀金精之气，能肃杀而攻伐也，性寒故能除热，汞乃五金之精，故能杀金银铜锡毒。水银出于丹砂之中，而为阳中之阴。若熔化，则还复为丹，而为阴中之阳。一名灵液，又名姹女，乃天地所生之精汁，故久服神仙不死。

凡人误食水银则死。《本经》乃谓：久服神仙不死者，盖以古之神仙，取铅汞二物，用文武火候炼养久久，而成还丹，服之得以延年不老，指此言耳，非谓水银可以久服也。然其法久已失传，方士窃取其说以惑人，苟有服者，势在必死，载于典籍不一而足；不可以《本经》有是文而误试之。然谓《本经》六字竟是后之方士增加者，恐又不然也。

铁落　气味辛平，无毒。主治风热恶疮，疡疽，疮痂，疥气在皮肤中。

铁落是锻铁匠砧上锤锻所落之铁屑。又，生铁打铸有花，如兰如蛾而落地者，俗谓之铁蛾，今烟火家用之。

铁名黑金，生于西北，五金中之属水者也。禀金气，故治风。禀水气，故治热。恶疮、疡疽疮，热也。痂疥气在皮肤中，风也。以火煅转乌之金，而清热毒之疮，故治恶疮、疡疽疮，以皮肤所落之金，而杀皮肤之虫，故治痂疥气在皮肤中。《素问·病能论》有生铁落饮，言其下气疾世。今人以铁锈磨涂疔肿，汤火伤，蜈蚣咬，喜儿疮，重舌脚肿，正治风热恶疮之义。

犀角　气味苦酸咸寒，无毒。主治百毒蛊疰，邪鬼瘴气，杀钩吻鸩羽蛇毒，除邪，不迷惑魇寐，久服轻身。

犀出滇南、交趾、南番诸处。有山犀、水犀、兕犀三种。山犀、兕犀居山林，人多得之，水犀出入水中，最为难得。形俱似水牛黑色，猪首大腹，脚似象，有三蹄，舌上有刺，好食荆棘，皮上每一孔生三毛，额上有两角，有正中生一角者，名独角犀。有额上生两角而短，鼻上生一角独长者。有角生白缕一条，直上至端，能出气通天，夜露不濡，名通天犀者，以之入药更为神验。又有辟寒犀，冬月暖气袭人。有辟暑犀，夏月能清暑气。有分水犀，衔之入水，水开三尺。有辟尘犀，为簪为带，尘不近身。有蠲忿犀，令人佩之，蠲去忿怒。此皆希世之珍。犀角铿屑，以薄纸裹置怀中，蒸燥，乘热捣之，应手如粉，故《归田录》云：翡翠屑，金人气，粉犀是也。

犀色黑而形似猪，水之畜也。依木而栖，足三趾，一孔三毛，禀木气也。生于南粤，禀火气也。犀禀水木火相生之气化，故其角苦酸咸寒。犀为灵异之兽，角具阳刚之体，故主治百毒蛊疰邪鬼瘴气，如温峤燃犀，照见水中怪异之物是也。犀食荆棘，不避毒草，故杀钩吻之草毒。钩吻，毒草也，食之令人断肠。又曰鸩羽蛇毒，言不但杀钩吻之草毒，而鸩鸟蛇毒亦能杀也。犀禀水火之精，故除邪，不迷惑魇寐。久服水火相济，故轻身。

羚羊角 气味咸寒，无毒。主明目益气，起阴，主恶血注下，辟蛊毒恶鬼不祥，常不魇寐。

羚，古字作麢，今字作羚，俗写从省笔也。羚羊出建平、宜都、梁州、真州、洋州、商洛诸蛮山中，及秦陇西域皆有，其形似羊而大青色，夜宿独栖，以角挂树，身不着地，为防鸷兽之患，可谓灵矣。故字从鹿从灵，省文作麢。性慈不喜争斗，虽有伪斗，亦往解散。其角长尺余，有节特起环绕，如人手指握痕，得二十四节者尤有神力。两角者多。一角者更胜，角内有天生木胎。西域有金刚石，状如紫石英，百炼不消，金铁莫能击，唯绵裹羚羊角扣之，则自然冰泮。又，貘骨好僧伪充佛牙，他物亦不能破，用此角击之亦碎，皆性相畏耳。

羚羊角气味咸寒，禀水气也。角心木胎，禀木气也。禀水气而资养肝木，故主明目。先天之气，发原于水中，从阴出阳。羚羊角禀水精之气，故能益肾气而起阴。肝气不能上升，则恶血下注。羚羊角禀木气而助肝，故去恶血注下。羚羊乃神灵解结之兽，角有二十四节，以应天之二十四气，故辟蛊毒恶鬼不祥，而常不魇寐也。

羖羊角　气味咸温，无毒。主治青盲，明目，止惊悸寒泄。久服安心益气，轻身，杀疥虫。入山烧之，辟恶鬼虎狼。

羊之种类，南北少别，皆孕四月而生。其目无神，其性善斗，敌不避强，在畜属火，故易繁而性热，喜燥恶湿。食钩吻而肥，食仙茅而肪，食仙灵脾而淫，食闹羊花而死。物理之宜忌不可测也。羖羊一作羒羊，乃羊之牡者，其角以青色段羊者为良。

羚羊角气味咸寒，羖羊角气味咸温。是羚羊禀水气，而羒羊禀火气也。故《内经》谓：羊为火畜。主治青盲明目者，阳光盛而目明也。止惊悸、寒泄者，火之精为神，神宁则惊悸止，火胜则寒泄除也。心为火脏，故久服安心。益气者，益阳气也。阳气盛，则轻身，而阴类之疥虫可杀矣。夫羒羊属火，其角至明，入山则阴寒气多，故烧之而恶鬼虎狼可辟，亦敌，不避强之义。

猬皮　气味苦平，无毒。主治五痔，阴蚀，下血赤白五色，血汁不止，阴肿，痛引腰背。

猬处处山野中时有，俗名刺鼠。头嘴足爪俱似鼠，刺毛所豪猪，见人则卷缩，形如芡房及栗房，攒毛外刺，溺之即开。陶弘景曰：其脂烊铁中，入少水银则柔如铅锡。愚按：猬脂柔铁，即羚羊角碎金刚石之义。

猬形同鼠，毛刺若针，乃禀金水所生之兽，故能益肠解毒，清热平肝。主治五痔，益肠也。治阴蚀，解毒也。治下血赤白五色，血汁不止，清热也。治阴肿痛引腰背，平肝也。

鳖甲　气味咸平，无毒。主治心腹癥瘕，坚积寒热，去痞疾，息肉，阴蚀，痔核，恶肉。

鳖，水中介虫也，江河池泽处处有之。水居陆生，穿脊连胁，与龟同类。夏日孚乳，其抱以影。《埤雅》云：卵生思抱，其状随日影而转，在水中上必有浮沫，名鳖津，人以此取之。《淮南子》曰：鳖无耳，以目听，名曰神守。陆佃云：鱼满三千六百，则蛟龙引之而飞，纳鳖守之则免，故一名神守。管子云：鳖畏蚊，生鳖遇蚊叮则死，老鳖得蚊煮而烂。熏蚊者，复用鳖甲，物性相报复，如是异哉。甲以九肋者为胜，入药以醋炙黄用。

鳖生池泽，随日影而转，在水中必有津沫上浮，盖禀少阴水气，而上通于君火之日。又，甲介属金，性主攻利，气味咸平，禀水气也。主治心腹癥痕，坚积寒热者，言心腹之内，血气不和，则为癥为痕，内坚积而身寒热。鳖禀水阴之气，上通君火之神，神气内藏，故治在内之癥痕坚积。又曰：去痞疾者，言癥痕坚积，身发寒热。若痞疾，则身无热寒，而鳖甲亦能去也。夫心腹痞积，病藏于内。若息肉，阴蚀，痔核，恶肉，则病见于外。鳖甲属金，金主攻利，故在外之恶肉阴痔，亦能去也。

蟹　气味咸寒，有小毒。主治胸中邪气热结痛，喎辟面肿，能败漆，烧之致鼠。

蟹，山东、淮阳、江浙、闽广近海诸处及水乡多有之。有螃蟹、郭索、横行、介士、无肠、公子诸名。雄者脐长，雌者脐圆，腹中之黄，应月盈亏，其性多躁，引声噀沫，至死乃已霜降前食物，故有毒，霜降后可食。

今人以蟹为肴馔，未尝以之治病，唯面有漆疮，多用蟹黄敷之。

蟹壳附　烧存性，蜜调，涂冻疮及蜂虿伤，酒服治妇人儿枕痛，及血崩，腹痛，消积。《本草纲目》附。

今外科多用蟹壳，捣细筛末，为铁箍败毒散。大抵蟹壳为攻毒散风、消积行瘀之用。学者以意会之可也。

蚱蝉　气味咸甘寒，无毒。主治小儿惊痫，夜啼，癫病寒热。

蝉者总名也，其类不一。二三月即先鸣，小而色黑者，名蛁母，今浙人谓之蛮虫。五月始鸣，大而色黑者，马蜩也。《毛诗》：五月鸣蜩。《月令》：仲夏之月，蝉始鸣即是。此种今浙人谓之老蝉，土音讹为老潜，又谓之蚕蝶。《本经》所谓诈蝉者，正此蝉也。今时药中所用蝉蜕亦是此蝉之蜕。其头上有花冠者，曰冠蝉，又曰蜩螗。《毛诗》：如蜩如螗是也。小而色青绿者，曰茅蜩，又曰茅蟹，今浙中谓之蜘蟟。秋月始鸣，小而色青紫者，曰蟪蛄。《庄子》：蟪蛄，不知春秋者是也。未立秋以前暗而不鸣，先谓之哑蝉，又曰喑蝉。入秋而鸣，时天候渐寒，故又谓之寒蝉，又曰寒蜩，又曰寒螀。《月令》：孟秋之月，寒蝉鸣，即是此种。其余颜色少异，音声略殊，尚有多名，形皆相似。方首广额，两翼六足，升高而鸣，鸣不以口而以胁，吸风饮露，溺而不粪，三十日而死，古时用蝉身，今时只用蝉蜕，不复用身。

蝉感秋气而生，应月周而去，禀金水之气化也。金能制风，水能清热，故主治小儿惊痫。昼鸣夜息，故止小儿夜啼。水火不交，则癫病寒热。蝉禀金水之精，能启下焦之水气，上合心包，故治癫病寒热。

蚱蝉生于夏月，寒蝉生于秋时，今概谓蝉感秋气而生，禀金水之气者，恐未是缪。仲醇曰：蚱蝉禀水土之精，风露之气化而成形。其鸣清响，能发音声。其体轻浮，能出疮疹。其味甘寒，能除风热。其性善蜕，能脱翳障，及女子生子不下。

蝉蜕附　气味咸甘寒，无毒。主治小儿惊痫，妇人生子不下。烧灰水服，治久痢。《别录》附。

李时珍曰：凡用蜕壳，沸汤洗去泥土、翅足，浆水洗过晒干用。

古人用身，后人用蜕。蜕者，褪脱之义。故眼膜翳障，痘瘄不起，皮肤隐疹，一切风热之证，取而用之。学者知蝉性之本原，则知蝉蜕之治疗矣。

白僵蚕 气味咸辛平，无毒。主治小儿惊痫夜啼，去三虫，灭黑黯，令人面色好，男子阴痒病。

蚕处处可育，而江浙尤多，蚕病风死，其色不变，故名白僵，僵者死而不朽之谓。

《乘雅》云：今市肆多用中温死蚕，以石灰淹拌，令白服之，为害最深。若痘疹，必燥裂陷陷。若疮毒必黑烂内攻，不可不慎也。

僵蚕色白体坚，气味咸辛，禀金水之精也。东方肝木，其病发惊骇，金能平木，故主治小儿惊痫。金属乾而主天，天运环转，则昼开夜合，故止小儿夜啼。金主肃杀，故去三虫。水气上滋，则面色润泽，故主灭黑黯而今人面色好。金能制风，咸能杀痒，故治男子阴痒之病。阴，前阴也。

蝉蜕、僵蚕，皆禀金水之精，故《本经》主治大体相同。但蝉饮而不食，溺而不粪。蚕食而不饮，粪而不溺，何以相同。《经》云：饮入于胃，上归于肺。谷入于胃，乃传之肺。是饮是食虽殊，皆由肺气之通调；则溺粪虽异，皆禀肺气以传化矣。又，凡色白而禀金气之品，皆不宜火炒。僵蚕具坚金之体，故能祛风攻毒。若以火炒，则金体消败，何能奏功。后人不体物理，不察物性，而妄加炮制者，不独一僵蚕已也。如桑皮炒黄，麻黄炒黑，杏仁、蒺藜皆用火炒。诸如此类，不能尽述，皆由不知药性之原，狃于习俗之所致耳。

原蚕砂附　气味甘辛温，无毒。主治肠鸣，热中消渴，风痹，隐疹。《别录》附。

原蚕，晚蚕之母蚕也，故名原蚕，在头蚕之前先养数百，出蛾生子，俟头蚕茧后，然后育此子，为二蚕。是原蚕先得桑叶始发之纯情，故去风、清热、续绝之功最大，此砂极少。日华子释原蚕为晚蚕，此误释也。原蚕砂难得，今医俱用晚蚕砂。夫晚蚕即原蚕所育之二蚕也，与其用原蚕所育之二蚕，不若竟用头蚕之砂矣。品虽闲冷，不可不知。

按：《周礼》有禁原蚕之文。郑康成注云：原，再也，谓再养者为原蚕，自古已然。隐庵乃释为晚蚕之母蚕，正恐未的，古人于蚕蛾、蚕砂俱用。晚蚕者，盖取其得夏时火令深耳。

樗鸡　气味苦平，有小毒。主治心腹邪气，阴痿，益精强志，生子好色，补中轻身。樗音话。

樗鸡出梁州　岐州、汴洛诸界尤多。生樗树上，形类蚕蛾而腹大，六足、重翼，外一重灰黄有斑点，内一重深红，五色相间。有一种头翅皆赤者，名红娘子。今樗鸡未之用也，而红娘子间有用者。

樗鸡生于木上，味苦色赤，禀木火之气化。主治心腹邪气者，禀火气以治心，禀木气以治腹也。治阴痿者，火气盛也。益精强志者，水火相济也。生子好色者，木生火也。补中轻身者，火生土也。

䗪虫　气味咸寒，有毒。主治心腹寒热洗洗，血积癥瘕，破坚，下血闭，生子大良。䗪音蔗。

䗪虫《本经》名地鳖。《别录》名土鳖，以其形扁如鳖也，又名簸箕虫，亦以其形相似也。陆农师云：䗪逢申日则过街，故又名过街。生人家屋下土中湿处及鼠壤中，略似鼠妇而圆，大寸余，无甲有鳞。李时珍云：

处处有之，与灯蛾相牝牡。

《金匮》方中治久病结积，有大黄䗪虫丸。又治疟痞，有鳖甲煎丸。及妇人下瘀血汤方并用之。今外科、接骨科亦用之。乃攻坚破积，行血散疟之剂。学者以意会之可也。

虻虫　气味苦，微寒，有毒。主逐瘀血，破血积坚痞，癥瘕寒热，通利血脉，及九窍。

虻虫一名蜚虻，大如蜜蜂，腹凹褊，微黄绿色，牲啖牛马血。

虻乃吮血之虫，性又飞动，故主逐瘀血积血，通利血脉、九窍。《伤寒论》：太阳病，表不解，随经瘀热在里，抵当汤主之。内用虻虫、水蛭、大黄、桃仁。近时儿医治痘不起发，每加牛虻，此外未之用也。

蛞蝓　气味咸寒，无毒。主治贼风喎僻，跌筋，及脱肛，惊痫，挛缩。蛞蝓音阔俞。

蛞蝓即蜒蚰也，大者如人手指，肥泽有涎，头有二角，行则角出，惊之则缩，以其身涎涂蜈蚣、蝎虿毒，疼痛即止。

蜒蚰感雨湿之气而生，故气味咸寒。主定惊清热，解毒输筋。寇宗奭曰：蛞蝓能解蜈蚣毒。近时治咽喉肿痛，风热喉痹，用簪脚捡之，内入喉中，令吞下，即愈。

蜗牛附　气味咸寒，有小毒。主治贼风喎辟，踠跌，大肠脱肛，筋急，及惊痫。《别录》附。

蛞蝓，蜗牛一种二类，背负壳者，名蜗牛，无壳者，名蛞蝓，主治功用相同。

蜗牛一名蜗蠃，感雨湿化生而成介虫之类，气味咸寒，能清热解毒。甲虫属金，能去风定惊。大肠属阳明，寒则收缩，热则纵弛，故主治如此。

露蜂房　气味甘平，有毒。主治惊痫瘈疭，寒热邪气，癫疾，鬼精蛊毒，肠痔。火熬之良。

蜂房是胡蜂所结之窠，悬于树上，得风露者，故名露蜂房，乃水土所结成。大者如瓮，小者如桶，十一二月采之。

蜂房水土结成，又得雾露清凉之气，故主祛风解毒，镇惊清热。仲祖鳖甲煎丸用之，近医用之治齿痛，褪管，攻毒，解毒，清热祛风。学者以意会之可也。

乌贼鱼骨　气味咸，微温，无毒。主治女子赤白漏下经汁，血闭，阴蚀肿痛，寒热癥瘕，无子。

乌贼鱼生海中，形若革囊，口在腹下，八足聚生于口旁，无鳞有须，皮黑肉白。其背上只生一骨，厚三四分，两头小，中央阔，色洁白，质轻脆，如通草，重重有纹，以指甲可刮为末，腹中血及胆正黑如墨汁，可以书字，但逾年则迹灭，唯存空纸尔。其骨《素问》名乌鲗骨，今名海螵蛸。

乌贼骨禀金水之精，金能平木，故治血闭肿痛，寒热癥瘕。水能益髓，故治赤白漏下，女子无子。《素问》：治年少时，有所大脱血，或醉入房，中气竭肝伤，故月事衰少不来，病名血枯，治以四乌鲗骨，一茹藘为末，丸以雀卵，大如小豆，每服五丸，饮以鲍鱼汁。

文蛤　气味咸平，无毒。主治恶疮蚀，五痔。

文蛤生东海中，背上有斑文，大者圆三寸，小者圆五六分。沈存中《笔谈》云：文蛤即今吴人所食花蛤也，其形一头小，一头大，壳有花斑者。《开宝》、《药性》有五倍子，亦名文蛤，乃是蜀中盐肤子树上之虫窠也，以象形而称之，与水中所产文蛤不同。

蛤乃水中介虫，禀寒水之精，故主治恶疮蚀。感燥金之气，主资阳明大肠，故治五痔。五痔解，见黄芪条下。

《伤寒太阳篇》曰：病在阳，应以汗解之，反以冷水潠之，若灌之，其热被却不得去，弥更益烦，肉上粟起，意欲饮水，反不渴者，服文蛤散。文蛤五两为末，每服方寸匕，沸汤下，甚效。文蛤外刚内柔，象合离明，能燥水湿，而散热邪也。

发髲 气味苦温，无毒。主治五癃，关格不通，利小便水道，疗小儿惊，大人痓，仍自还神化。髲音备。

发髲，近于头皮之发也。剪下者为整发，梳栉而下者为乱发。发髲以皂荚水洗净，入瓶内固济，煅存性用，谓之血余。《别录》复有乱发，大义与发髲相同，不必别出。

古之发髲，取男子年近二十岁已上，无疾患，颜貌红白者，从顶心剪下，煅研入丸药膏中用。今时以剃下短发入用，似于髲字之义更合。

发者，血之余。血者，水之类。水精奉心，则化血也。又，《经》云：肾之合骨也，其荣发也。是发乃少阴心肾之所主，故气味苦温，苦者火之味，温者火之气也，水火相济，则阴阳和合，故主治五癃，及关格不通。又曰：利小便水道者，言禀肾气而益膀胱，则利小便。禀心气而益三焦，则利水道也。心虚则惊，肾虚则痓。发乃少阴心肾之所主，故疗小儿惊，大人痓。小儿天癸未至，故病惊。大人天癸已至，故病痓也。发髲炼服，能益水精而资血液，故曰：仍自还神化。谓仍能助水精而上奉心藏之神，以化其血也。凡吐血、衄血之证，皆宜用血余也。

卷下　本经下品

附子　气味辛温，有大毒。主治风寒咳逆邪气，寒湿踒躄拘挛，膝痛不能行步，破癥坚积聚，血瘕金疮。

附子以蜀地绵州出者为良，他处虽有，力薄不堪用也。绵州领县八，唯彰明出附子，彰明领乡二十，唯赤水、廉水、昌明、会昌四乡出附子，而又推赤水一乡出者为最佳。其补种而成者，为乌头，形如乌鸟之头也。其附母根而生，虽相须实不相连者，为附子，如子附母也。旁生支出而小者，名侧子。种而独生无所附，长三四寸者，名天雄。附子之形以蹲坐正节，而侧子少者为上，有节多乳者次之。形不正而伤缺风皱者为下。其色以花白者为上，黑色者次之，青色者为下，俗呼黑附子，正以其色黑，兼以别于白附之子名耳。

附子禀雄壮之质，具温热之性，故有大毒。《本经》下品之药，大毒、有毒者居多，《素问》所谓毒药攻邪也。夫攻其邪而正气复，是攻之即所以补之。附子味辛性温，生于彰明赤水，是禀大热之气，而益太阳之标阳，助少阳之火热者也。太阳阳热之气，不循行于通体之皮毛，则有风寒咳逆之邪气。附子益太阳之标阳，故能治也。少阳火热之气，不游行于肌关之骨节，则有寒湿踒躄拘挛，膝痛不能行走之证。附子助少阳之火热，故能治也。癥坚积聚，阳气虚而寒气内凝也。血瘕，乃阴血聚而为瘕。金疮，乃刀斧伤而溃烂。附子具温热之气，以散阴寒，禀阳火之气，以长肌肉，故皆治之。

《经》云：草生五色，五色之变，不可胜视。草生五味，五味之美，不可胜极。天食人以五气，地食人以五味。故在天时，宜司岁备物；在地利，有五方五土之宜。附子以产彰明、赤水者为胜，盖得地土之专精。夫太阳之阳，天一之水也，生于膀胱水府，而彰明于上。少阳之阳，地二之火也，生于下焦之火，而赤日行天。据所出之地，曰彰明、曰赤水者，盖亦有巧符者矣。学者欲知物性之精微，而五方生产之宜，与先圣命名之意，亦当体认毋忽。今陕西亦莳植附子，谓之西附，性辛温，而力稍薄，不如生于川中者，土厚而力雄也。又，今药肆中零卖制熟附子，皆西附之类。盖川附价高，市利者皆整卖，不切片卖，用者须知之。

凡人火气内衰，阳气外驰，急用炮熟附子助火之原，使神机上行而不下殒，环行而不外脱，治之于微，奏功颇易。奈世医不明医理，不识病机，必至脉脱厥冷，神去魄存，方谓宜用附子。夫附子治病者也，何能治命？甚至终身行医，而终身视附子为蛇蝎。每告人曰：附子不可服，服之必发狂，而九窍流血；服之必发火，而痈毒顿生；服之必内烂五脏，今年服之，明年毒发。嗟嗟！以若医而遇附子之证，何以治之。肯后利轻名而自谢不及乎？肯自居庸浅而荐贤以补救乎？必至今日药之，明日药之，神气已变，然后覆之，斯时虽有仙丹，莫之能救。贤者于此，或具热衷，不忍立而视其死，问投附子以救之，投之而效，功也。投之不效，亦非后人之过。前医唯恐后医奏功，衹幸其死，死后推过，谓其死，由饮附子而死。噫，若医而有良心者乎，医不通经旨，牛马而襟裾，医云乎哉。

如用附子，本身有一两余者，方为有力。侧子分两须除去之，土人欲增分两，用木杯将侧子敲平于上，故连侧子重一两五六钱者，方好。土人又恐南方得种，生时以戎盐淹之，然后入桎敲平。是附子本无咸味，而以盐淹之，故咸也。制附子之法，以刀削去皮脐，剖作四块，切片，用滚水连泡二次，去盐味、毒味，晒半燥，于铜器内炒熟用之。盖上古司岁备物，火气司岁，则备温热之药。《经》曰：司岁备物，专精者也。非司岁备物，气散者也。后世不能如上古之预备，故有附子火炮之说。近世皆以童便煮之，乃因讹传讹，习焉不知其非耳。

天雄　气味辛温，有大毒。主治大风，寒湿痹，历节痛，拘挛缓急，破积聚邪气，金疮，强筋骨，轻身健行。

附子种在土中，不生侧子，经年独长大者，故曰雄也。土人种附子，地出天雄，便为不利，如养蚕而成白僵也。时俗咸谓一两外者为天雄，不知天雄长三四寸许，旁不生子，形状各异。

天雄、附子，《本经》主治稍异，而旨则同，故不加释。

李士材曰：天雄之用，与附子相仿，但功力略逊耳，李时珍曰：乌头、附子、天雄皆是补下焦命门阳虚之药，补下所以益上也。若是上焦阳虚，即属心脾①之分，当用参芪，不当用天雄也。乌附天雄之尖皆是向下，其气下行，其脐乃向上，生苗之处。寇宗奭言其不肯就下，张元素言其补上焦阳虚，皆是误认尖为上耳。唯朱震亨以为下部之佐者得之，而未发出此义。卢子由曰：天以体言，雄以用言，不杂于阴柔，不惑于邪乱。若夫风寒湿痹证，及积聚邪气、金疮，嫌于无阳者，乃得行险而不失其正。

乌头附　气味辛温，有毒。主治诸风，风痹，血痹，半身不遂，除寒冷，温养脏腑，去心下坚痞，感寒瘈痛。《洁古珍珠囊》附。

乌头乃初种而未旁生附子者。乌头如芋头，附子如芋子，本一物也，其形如乌之头，因以为名。各处皆有，以川中出者入药，故医家谓之川乌。

李士材曰：大抵寒证用附子，风证用乌头。

乌喙附　气味辛温，有大毒。主治中风，恶风洗洗出汗，除寒湿痹，咳逆上气，破积聚寒热。其汁煎之，名射罔，杀禽兽。《别录》附。

《本经》名乌头，《别录》名乌喙，今时名草乌，乃乌头之野生者，处处有之。其根外黑内白，皱而枯燥。其性大毒，较之川乌更烈，与前条洁古所言者，不可一例用也。

草乌头今杭人多植于庭院，九月开花淡紫娇艳，与菊同时，谓之鹦鸽菊，又谓之双鸾菊，鸳鸯菊，僧鞋菊，皆以花之形状名也。根有大毒，与川中所出之乌头大别。古时或名乌头，或名乌喙，随时所称，未有分别。后人以形正者，有似乌鸟之头；其两歧相合而生者，有似乌鸟之喙，以此别之。然形状虽殊，主治则一，亦可不必分别。隐庵以乌头判属川乌，以乌喙判属草乌，盖恐后人以混称误用，或致伤人故耳。虽属强分，其用心

---

① 脾　疑为"肺"之误。

大有益于天下后世。

乌喙虽亦名乌头，实乃土附子也。性劣有毒，但能搜风胜湿，开顽痰，破坚积，治顽疮，以毒攻毒，不能如附子益太阳之标阳，助少阳之火热，而使神机之环转，用者辨之。

草乌之毒甚于川乌，盖川乌由人力种莳，当时则采。草乌乃野生地上，多历岁月，故其气力尤为勇悍。犹之芋子，人植者无毒可啖，野生者有毒不可啖，其理一也。又，川乌先经盐淹杀其烈性，寄至远方，为日稍久，故其毒少减。草乌未经淹制，或兼现取宜，其毒之较甚也。卢不远曰：人病有四痹风痿厥。草乌力唯宜痹风。阳行有四，曰升降出入。草乌力唯从升出，但阳喜独行而专操杀业。如刚愎人所当避忌。采乌头捣汁煎之，名曰射罔。猎人以付箭镞射鸟兽，中者立死，中人亦立死。《日华本草》云：人中射罔毒，以甘草、蓝汁、小豆叶、浮萍、冷水、荠苨皆可解，用一味御之。

大黄　气味苦寒，无毒。主下瘀血，血闭寒热，破癥瘕积聚，留饮宿食，荡涤肠胃，推陈致新，通利水谷，调中化食，安和五脏。

大黄《本经》谓之黄良，后人谓之将军，以其有伐邪去乱之功力也。古时以出河西、陇西者为胜，今蜀川河东，山陕州郡皆有，而以川中锦纹者为佳。八月采根，根有黄汁，其性滋润，掘得者，竿于树枝上，经久始干。

大黄味苦气寒，色黄臭香，乃肃清中土之剂也。其性走而不守，主下瘀血血闭。气血不和，则为寒为热，瘀血行而寒热亦除矣。不但下瘀血血闭，且破癥瘕积聚，留饮宿食。夫留饮宿食，在于肠胃，癥瘕积聚，陈垢不清，故又曰，荡涤肠胃，推陈致新。夫肠胃和，则水谷通利，陈垢去，则化食调中，故又曰，通利水谷，调中化食也。《玉机真藏论》云：五脏者，皆禀气于胃。胃者，五脏之本也。胃气安则五脏亦安，故又曰：安和五脏。

愚按：大黄抑阳养阴，有安和五脏之功，故无毒，而《本经》名曰黄良。但行泄大迅，下瘀破积，故别名将军，而列于下品。

西北之人，土气敦厚，阳气伏藏，重用大黄，能养阴而不破泄。东南之人，土气虚浮，阳气外泄，稍用大黄，即伤脾胃，此五方五土之有不同也。又，总察四方之人，凡禀气厚实，积热留中，大黄能养阴，而推陈致新，用之可也。若素禀虚寒，虽据证，当用大黄，亦宜量其人而酌减，此因禀质之有不同也。至伤寒阳明篇中，三承气汤，皆用大黄。大承气、调胃承气与芒消同用，所以承在上之火热而调其肠胃，使之下泄也。小承气但用大黄，不用芒消，所以行肠胃之燥结也。燥结行而阴阳上下内外皆和。今人不知伤寒精义，初起但发散而消食，次则平胃而挨磨，终则用大黄以攻下，不察肌表经脉之浅深，不明升降出入之妙义。胸膈不舒，便谓有食，按之稍痛，更云有食。外热不除，必绝其谷，肠虚不便，必下其粪，处方用药，必至大黄而后已。夫禀质敦厚，或感冒不深，虽遭毒害，不即殒躯，当一二日而愈者，必至旬日，当旬日而愈者，必至月余。身愈之后，医得居功。若正气稍虚，或病邪猖獗，亦以此医治之，此医但知此法，鲜不至死。噫，医所以寄死生，可以盲瞽不明者，而察秋毫之末乎。不思结纲，但知羡鱼，耻也。旁门管窥，居之不疑，耻更甚焉。

半夏　气味辛平，有毒。主治伤寒寒热，心下坚，胸胀咳逆，头眩，咽喉肿痛，肠鸣，下气，止汗。

半夏青齐江浙在处有之。二月生苗，一茎高八九寸，茎端三叶，三三相偶，略似竹叶，其根圆白，五月八月采根晒干，不厌陈久。

《月令》：五月半夏生，盖当夏之半也。《脉解篇》云：阳明者，午也。五月盛阳之阴也，半夏生当夏半，白色味辛，禀阳明燥金之气化。主治伤寒寒热者，辛以散之也。阳明胃络上通于心，胃络不通于心，则心下坚。胸者，肺之部，阳明金气上合于肺。金气不和于肺，则胸胀咳逆。半夏色白属金，主宣达阳明之气，故皆治之。金能制风，故治头眩，以及咽喉肿痛。燥能胜湿，故治肠鸣之下气而止汗也。

连翘　气味苦平，无毒。主治寒热鼠瘘瘰疬，痈肿恶疮，瘿瘤结热，蛊毒。

连翘出汴京及河中、江宁、润淄、泽兖、鼎岳，南康诸州皆有之，而以蜀中者为胜。有大翘、小翘二种。大翘生下湿地，叶如榆叶，独茎赤色，梢间开花黄色可爱，秋结实，形如莲，内作房瓣，气甚芳馥，根黄如蒿根。小翘生岗原之上，叶茎花实皆似大翘，但细小耳，实房黄黑，内含黑子，根名连轺，须知大翘用实不用根，小翘用根不用实。

连翘味苦性寒，形象心肾，禀少阴之气化。主治寒热鼠瘘瘰疬者，治鼠瘘瘰疬之寒热也。夫瘘有内外二因，内因曰鼠瘘，外因曰瘰疬，其本在脏，其末在脉。

此内因而为水毒之瘘，故曰鼠瘘也。陷脉为瘘，留连肉
腠，此外因而寒邪薄于肉腠之瘘，故曰瘰疬也。是鼠瘘
起于肾脏之毒，留于心主之血脉。瘰疬因天气之寒，伤
人身之经脉。连翘形象心肾，故治鼠瘘瘰疬也。痈肿恶
疮，肌肉不和。瘿瘤结热，经脉不和。连翘味苦，其气
芳香，能通经脉而利肌肉，故治痈肿恶疮，瘿瘤结热
也。受蛊毒者在腹，造毒者在心。苦寒泄心，治造毒之
原。芳香醒脾，治受毒之腹，故又治蛊毒。

《灵枢·寒热论》岐伯曰：鼠瘘寒热之毒气也，留
于脉而不去者也。其本在于水脏，故曰鼠。上通于心主
之脉，颈腋溃烂，故曰瘘。鼠瘘寒热之毒气者，言鼠瘘
水毒而为寒，上合心包而为热也。主治寒热鼠瘘者，治
鼠瘘之寒热也。今人不解《本经》，祗事剿袭，以寒热
二字句逗，谓连翘主治寒热，出于神农之言。凡伤寒中
风之寒热，一概用之，岂知风寒之寒热起于皮肤，鼠瘘
之寒热起于血脉，风马牛不相及也。嗟嗟，为医者可不
知《内经》乎。《灵枢》论营卫血气之生始，出入脏腑
经脉之交合贯通，乃医家根本之学，浅人视为针经而忽
之，良可惜也。

李时珍曰：连翘状似人心，两片合成，其中有仁甚香，乃少阴心经、
厥阴包络气分主药。诸痛痒疮疡皆属心火，故为十二经疮家圣药，而兼注
手足少阳、手阳明之经气分之热也。

翘根 气味甘寒平，有小毒。主治下热气，益阴
精，令人面悦好，明目。久服轻身耐老。

《本经》翘根生嵩高平泽，二月八月采，陶隐居曰：方药不用，人无识者。王好古曰：此即连翘根也。张仲景治伤寒瘀热在里，身色发黄，用麻黄连轺赤小豆汤。注云：连轺即连翘根。今从之。

桔梗 气味辛，微温，有小毒。主治胸胁痛如刀刺，腹满，肠鸣幽幽，惊恐悸气。

桔梗近道处处有之，二三月生苗，叶如杏叶而有毛，茎如笔管，紫赤色，高尺余，夏开小花紫碧色，秋后结实。其根外白中黄有心，味辛而苦；若无心味甜者，荠苨也。

桔梗根色黄白，叶毛，味辛，禀太阴金土之气化。味苦性温，花茎紫赤，又禀少阴火热之气化。主治胸胁痛如刀刺者，桔梗辛散温行，能治上焦之胸痛，而旁行于胁，复能治少阳之胁痛而上达于胸也。腹满，肠鸣幽幽者，腹中寒则满，肠中寒则鸣。腹者土也，肠者金也。桔梗禀火土金相生之气化，能以火而温腹满之土寒，更能以火而温肠鸣之金寒也。惊恐悸气，少阴病也。心虚则惊，肾虚则恐，心肾皆虚则悸。桔梗得少阴之火化，故治惊恐悸气。

愚按：桔梗治少阳之胁痛，上焦之胸痹，中焦之肠鸣，下焦之腹满。又，惊则气上，恐则气下，悸则动中，是桔梗为气分之药，上中下皆可治也。张元素不参经义，谓桔梗乃舟楫之药，载诸药而不沉。今人熟念在口，终身不忘。夫以元素杜撰之言为是，则《本经》几可废矣。医门豪杰之士，阐明神农之《本经》，轩岐之《灵》《素》，仲祖之《论》《略》，则千百方书，皆为糟粕。设未能也，必为方书所囿，而蒙蔽一生矣，可畏哉。

白头翁根 气味苦温，无毒，主治温疟，狂狋[1]寒热，癥瘕积聚，瘿气，逐血，止腹痛，疗金疮。

白头翁高山田野处处有之，正月生苗，叶如杏叶，上有细白毛，茎头着花紫色，如木槿花，近根有白茸，根紫色深，如蔓菁，其苗有风则静，无风而摇，与赤箭、独活同也。陶隐居曰：近根处有白茸，状如白头老翁，故以为名。寇宗奭曰：白头翁生河南洛阳界，于新安山野中，屡尝见之。山中人卖白头翁丸，言服之寿考。不失古人命名之义。

白头翁，无风而摇者，禀东方甲乙之气，风动之象也。有风则静者，得西方庚辛之气，金能制风也。主治温疟者，温疟之邪，藏于肾脏，禀木气则能透发母邪也。狂狋寒热，温疟病也。治癥瘕积聚，瘿气，逐血者，禀金气则能破积聚而行瘀也。止腹痛，乃腹中之痛，有由于积滞者，积滞去，故痛止也。疗金疮，是和血行瘀之效。

甘遂 气味苦寒，有毒。主治大腹，疝瘕，腹满，面目浮肿，留饮宿食，破癥坚积聚，利水谷道。

甘遂始出太山及代郡，今陕西、江东、京口皆有。苗似泽漆，茎短小而叶有汁，根皮色赤，肉色白，作连珠状，大如指头，实重者良。

土味曰甘，径直曰遂。甘遂味苦，以其泄土气而行隧道，故名甘遂。土气不和，则大腹。隧道不利，则疝瘕。大腹则腹满，由于土不胜水，外则面目浮肿，内则留饮宿食。甘遂治之，泄土气也。为疝为瘕则癥坚积

---

① 狋 音折，狂怒状。

聚。甘遂破之，行隧道也。水道利则水气散，谷道利则
宿积除，甘遂行水气而通宿积，故利水谷道。

《乘雅》论：甘遂其为方也，为大，为急。其于剂也，为通，为泄。
但气味苦寒，偏于热，为因寒则非所宜矣。

天南星　气味苦温，有大毒。王治心痛寒热，结气
积聚，伏梁，伤筋痿拘缓，利水道。

《本经》之虎掌，今人谓之天南星，处处平泽有之，四月生苗，状如
荷梗，高一二尺，一茎直上，茎端有叶如爪，歧分四步，岁久则叶不生，
而中抽一茎，作穗直上如鼠尾，穗下舒一叶如匙，斑烂似素锦，一片裹茎
作房。穗上布蕊满之，花青褐色，子如御粟子，生白熟则微红，久又变为
蓝色。其根形圆，色白，大如半夏二三倍。曰虎掌者，因叶形似之；曰天
南星者，以根形圆，白如天上南方之大星，取以为名也。

天南星色白根圆，得阳明金土之气化，味苦性温，
又得阳明燥烈之气化，故有大毒。主治心痛寒热结气
者，若先入心而清热，温能散寒而治痛结也。积聚、伏
梁者，言不但治痛结无形之气，且治有形之积聚、伏
梁。所以然者，禀金气而能攻坚破积也。伤筋痿拘缓
者，言筋受伤而痿拘能缓也。夫小筋受伤而弛长为痿，
犹放纵而委弃也。大筋受伤而软短为拘，犹缩急而拘挛
也。阳明主润宗筋，束骨而利机关，故伤筋痿拘能缓。
缓，舒缓也。利水道者，金能生水，温能下行也。

大戟　气味苦寒，有小毒。主治蛊毒，十二水，腹
满急痛，积聚，中风皮肤疼痛，吐逆。

大戟始出常山，今近道皆有之，多生平泽，春生红芽，渐长丛高，茎
直中空，叶长狭如柳，折之有白汁，三四月开黄紫花，根皮有紫色，有黄

白色，浸于水中，水色青绿。杭州紫大戟为上，江南土大戟次之，北方绵大戟根皮柔韧如绵而色白，甚峻利能伤人。

大戟生于西北，茎有白汁，味苦气寒，皮浸水中，其色青绿，乃禀金水木相生之气化。水能生木，则木气运行，故主治蛊毒。治蛊毒者。土得木而达也。金能生水，则水气运行，故主治十二水。十二经脉环绕一身，十二水者，一身水气不行而肿也。腹满急痛，积聚，言蛊毒之病，则腹满急痛，内有积聚，大戟能治之。中风皮肤疼痛，言十二水之病，则身中于风而皮肤疼痛，大戟亦能治之。吐逆者，腹满急痛，积聚，则土气不和。中风皮肤痛疼，则肌表不通，皆致吐逆，而大戟皆能治之也。

泽漆 气味苦，微寒，无毒。主治皮肤热，大腹水气，四肢面目浮肿，丈夫阴气不足。

泽漆《本经》名漆茎，李时珍云:《别录》、陶氏皆言泽漆是大戟苗。日华子又言是大戟花，其苗可食。然大戟苗泄人，不可为菜。今考《土宿本草》及《宝藏论》诸书并云:泽漆是猫儿眼睛草，一名绿叶绿花草，一名五凤草。江湖原泽平陆多有之，春生苗，一科分枝成丛，柔茎如马齿苋，绿叶如苜蓿叶，叶圆而黄绿，颇似猫睛，故名猫儿眼。茎头凡五叶中分，中抽小茎五技，每枝开细花，青绿色，复有小叶承之，齐整如一，故又名五凤草，绿叶绿花草。茎有白汁粘人，其根白色，有硬骨，以此为大戟苗者，误也。据此则泽漆是猫儿眼睛草，非大戟苗也。今方家用治水蛊，脚气有效，尤与《神农》本文相合，自汉人集《别录》，误以名大戟苗，故诸家袭之尔。

愚按：泽漆与大戟同类，而各种用者，须知之。

李时珍曰：泽漆利水功类大戟，人又见其茎有白汁，遂误以为大戟，大戟根苗皆有毒泄人，而泽漆根硬，不可用苗，亦无毒，可作菜食，而利丈夫阴气，甚不相侔也。

泽漆五枝五叶，白汁白根，禀金土之精，故能制化其水，盖金生水而土制水也。气味苦寒，故主治皮肤热，土能制水，故治大腹水气，四肢面目浮肿，金能生水，故治丈夫阴气不足。《金匮》有泽漆汤，治咳逆上气，咳而脉浮者，厚朴麻黄汤主之，咳而脉沉者，泽漆汤主之。

常山 气味苦寒，有毒。主治伤寒寒热，热发温疟，鬼毒，胸中痰结，吐逆。

常山又名恒山，出益州及汉中，今汴西、淮浙、湖南州郡皆有。生山谷间，茎高三四尺，圆而有节，其叶似茗，两两相对，二月作白花，青萼，五月结实青圆。常山者，根之名也。状似荆根，细实而黄者，谓之鸡骨常山，用之最胜，其苗别名蜀漆。古时根苗皆入药用，今时但用常山，不用蜀漆，犹之赤箭、天麻，但用天麻，无有用赤箭者，盖以其苗不复远市耳。

恒山，北岳也。后以汉文帝讳恒，遂改名常山。此草名常山，亦名恒山。李时珍疑其始出于常山，故得此名，余以此思常山之草，盖禀西北金水之化而气出于东南。主治伤寒之寒热者，从西北之阴而外出于阳也。热发温疟者，乃先发热之温疟。温疟病藏于肾，常山从西北而出于东南，则温疟可治也。神气乃浮，则鬼毒自散。阳气外行，则胸中痰结自消，痰结消而吐逆亦平矣。

愚按：伤寒寒热，言伤寒之病，先寒后热也。热发温疟，言温疟之病，先热发而后寒也。言不尽意，以意会之。

《阴阳离合论》云：圣人南面而立，前曰广明，后曰太冲，太冲之地，名曰少阴，少阴之上，名曰太阳，是太阳之气根于少阴，主于肤表。常山从少阴而达太阳之气以外出，所谓因于寒，欲如运枢，起居如惊，神气乃浮者，是也。

蜀漆 气味辛平，有毒。主治疟及咳逆寒热，腹中坚癥痞结，积聚邪气，蛊毒鬼疰。

常山之茎，名蜀漆，其功用亦与常山相等。

蜀漆能通金水之气，以救火逆，又能启太阳之阳，以接助其亡阳，亦从阴出阳之药也。故《伤寒·太阳篇》云：伤寒脉浮，医以火迫劫之，亡阳必惊狂，起卧不安者，桂枝去芍药加蜀漆牡蛎龙骨救逆汤主之。又，《金匮论》云：疟多寒者，名曰牝疟，蜀漆散主之。李时珍曰：常山、蜀漆有劫痰截疟之功，须在发散表邪，及提出阳分之后，用之得宜，神效立见。用失其法，真气必伤。

愚谓：疟乃伏邪，有留于脏腑募原之间，而为三阴疟者；有藏于肾脏，而为先热后寒之温疟者；有气藏于心，而为但热不寒之瘅疟者。常山主通少阴太阳之气，从阴出阳，自内而外，则邪随气出，所谓有故无殒。若邪已提出阳分。而反用攻利之剂，岂不妄伤正气乎。李蕲阳数十年苦心始成《纲目》，而其间发明议论，有与经旨不合者，长于纂集，而少于参究故也。

葶苈子　气味辛寒，无毒。主治癥瘕积聚，结气，饮食寒热，破坚逐邪，通利水道。

葶苈子始出藁城平泽田野间，汴东、陕西、河北州都亦有之，近以彭城、曹州者为胜。春初生苗，叶高六七寸，似荠，故《别录》名狗荠。根白色，枝茎俱青，三月开花微黄，结角子扁小，如黍粒微长，黄色。《月令》：孟夏之月靡草死。许慎、郑元注皆云：靡草、狗荠、葶苈之属是也。

葶苈花实黄色，根白味辛，盖禀土金之气化。禀金气，故主治癥瘕积聚之结气。禀土气，故主治饮食不调之寒热。破坚逐邪，金气盛也。通利水道，土气盛也。

李杲曰：《本草十剂》云：泄可去闭，葶苈、大黄之属二味，皆大苦寒，一泄血闭，一泄气闭，盖葶苈之苦寒，气味俱厚，不减大黄，又性过于诸药，以泄阳分肺中之闭，亦能泄大便，为体轻象阳故也。《别录》云：久服令人虚。朱丹溪谓：葶苈属火性急，善逐水，病人稍涉，虚者宜远之，且杀人，甚健何必久服而后虚也。李时珍曰：葶苈子有甜苦二种，正如牵牛黑白二色，急缓不同。又如葫芦甘苦二味，良毒亦异，大抵甜者下泄之性缓，虽泄肺而不伤胃，苦者下泄之性急，既泄肺而兼伤胃，故古方多以大枣辅之。若肺中水气膹满急者，非此不能除，但水去则止，不可过剂，既不久服，何至杀人。淮南子云：大戟去水，葶苈愈胀，用之不节，及反成病，亦在用之有节与不耳。

莞花　气味苦寒，有毒。主治伤寒温疟，下十二水，破积聚，大坚癥瘕，荡涤胸中留澼饮食，寒热邪气，利水道。莞音饶。

莞花始出咸阳、河南、中牟，今所在有之，以雍州者为胜，苗似胡荽，茎无刺，花细黄色，六月采花阴干。

《诊要经终论》云：五月六月，天气高，地气盛，人气在头。莞花气味苦寒，花开炎夏，禀太阳本寒之气，而合太阳之标阳，故苦寒有毒。伤寒者，寒伤太阳。莞花气合标阳，故治伤寒。温疟者，病藏于肾，莞花气禀寒水，故治温疟。膀胱水气藉太阳阳热而运行于周身，则外濡皮毛，内通经脉。水气不行，则为十二经脉之水。莞花合太阳之阳，故下十二水，且破阴凝之积聚，及大坚之癥瘕。太阳之气，从胸膈以出入，故荡涤胸中之留澼痰饮类也。不但荡涤胸中留澼，且除饮食内停之寒热邪气。水气得阳热以运行，故利水道。

按：《伤寒论》云：伤寒表不解，心下有水气，干呕，发热而咳。若微利者，小青龙汤加莞花，如鸡子大，熬令赤色。大如鸡子，形圆象心也。熬令赤色，取意象火也。是莞花气味虽属苦寒，而有太阳之标阳，恐后世不能司岁备物，故加炮制如是尔。

芫花 气味辛温，有小毒。主治咳逆上气，喉鸣喘，咽肿，短气，蛊毒鬼疟，疝瘕痈肿，杀虫鱼。

芫花《本经》名去水，言其功也。《别录》名毒鱼，言其性也。根名黄大戟，言其似也。俗人因其气恶，又名头痛花。近道处处有之。春生苗，茎紫色，长一二尺，叶色青，厚则黑。二月开花，有紫、赤、黄、碧、白数种，根色黄白如桑根，小人争斗者，取其叶挪擦皮肤，辄作赤肿，如被伤以诬人，和盐擦卵，能染其壳，若赭色。

草木根荄之在下者，性欲上行，花实之在上者，性复下降，此物理之自然也。芫花气味辛温，花赤白，禀金火之气化，主行心肺之气下降，故治咳逆上气，喉鸣而喘，以及咽肿而短气。禀火气，故治虫毒鬼疟。禀金气，故治疝瘕痈肿。辛温有毒，故杀虫鱼。

萹蓄　气味苦平，无毒。主治浸淫疥瘙疽痔，杀三虫。

萹蓄一名扁竹，处处有之，多生道旁，春时蔓延布地，苗似瞿麦，叶细绿如竹弱，茎促节，节紫赤似钗股。三月开细红花，如蓼蓝花状，结细子，炉火家烧灰炼霜用。

《金匮要略》曰：浸淫疮从口流向四肢者，可治。从四肢流来入口者，不可治。盖口乃脾窍，脾属四肢，萹蓄禀火气而温土，故主治脾湿之浸淫。充肤热肉之血，不淡渗于皮毛，则为疥瘙。萹蓄禀东方之木气，故主治疥瘙，浸淫可治，则疽痔亦可治矣。疥瘙可治，则三虫亦可治矣。缘其禀木火之气，通利三焦，从经脉而达于肌腠皮肤，故主治如此。

商陆根　气味辛平，有毒。主治水肿，疝瘕，痹熨，除痈肿，杀鬼精物。

商陆所在有之，春生苗，高二三尺，茎青赤，极柔脆，叶如牛舌而长，夏秋开花作朵，根如萝卜似人形者有神。有赤白二种，白根者，花白。赤根者，花赤。白者入药，赤者甚有毒，不可服，服之见鬼神。俗名章柳，相传刻其根为人能通鬼神也。

商陆禀金土之气化，故气味辛平，以根花白者为良。主治水肿者，辛走气，土胜水，气化则水行，水散则肿消也。治疝瘕者，疝癖乃厥阴肝木之病，而金能平之也。痹熨，犹言熨痹，肌腠闭痹。商陆熨而治之，火温土也。除痈肿者，金主攻利也。杀鬼精物者，金主肃杀也。

藜芦 气味辛寒，有毒。主治蛊毒，咳逆，泄痢，肠澼，头疡，疥瘙，恶疮，杀诸虫毒，去死肌。

藜芦一名山葱，所在山谷有之，茎下多毛，三月生苗，高五六寸，茎似葱，根色青紫，外有黑皮裹茎，宛似棕榈，根长四五寸许，黄白色。

藜芦气味辛寒，其根黄白，外皮黑色，禀土金水相生之气化。土气运行，则能治蛊毒。金气流通，则能治咳逆。水气四布，则能治泄痢肠澼也。治头疡疥瘙，金制其风也。治恶疮，水济其火也。杀诸虫毒，土胜湿而解毒也。土主肌肉，故又去死肌。

旋覆花 气味咸温，有小毒。主治结气，胁下满，惊悸，除水，去五脏间寒热，补中，下气。

旋覆花《本经》名金沸草，《尔雅》名盗庚，近道皆有，多生水边及下湿地。二月以后生苗，长一二尺，茎柔细，叶似柳，六月至七八月开花，状如金钱菊，淡黄色，中心细白茸作丛，花圆而覆下，故名旋覆，相传叶上露水滴地即生，故繁茂。

花名旋覆者，花圆而覆下也。草名金沸者，得水露之精，清肺金之热沸也。又名盗庚者，开黄花白茸，于长夏金伏之时，盗窃庚金之气也。气味咸温，有小毒。盖禀太阳之气化，夫太阳之气，从胸胁以出入，故主治胸中结气，胁下胀满，太阳不能合心主之神气以外出，则惊。寒水之气动于中，则悸。旋覆花能旋转于外而覆冒于下，故治惊悸。太阳为诸阳主气，气化则水行，故除水。五脏如五运之在地，天气旋覆于地中，则五脏之寒热自去矣。去五脏间寒热，故能补中。治结气、胁满、惊悸、除水，故能下气也。

青葙　气味苦微寒，无毒。主治邪气，皮肤中热，风瘙身痒，杀三虫。子，气味同，主治唇口青。

青葙处处有之，乃野鸡冠也。子名草决明，花叶与鸡冠无二，但鸡冠花穗或团或大而扁，此则梢间出穗状如兔尾，水红色，亦有黄白色者，穗中细子黑而光亮，亦与鸡冠子及其子无异。

青葙开花结实于三秋，得秋金清肃之气，故主清邪热，去风瘙，杀三虫。《辨脉篇》曰：唇口反青，四肢漐习者，此为肝绝也。青葙花开黄白，结黑子于深秋，得金水相生之化，以养肝木，故子治唇口青。肝气得其生化，故今时又用以明目。

贯众根　气味苦，微寒，有毒。主治腹中邪热气，诸毒，杀三虫。

贯众所在山谷有之，多生山阴近水处，数根丛生，交相贯穿，故《本经》名贯节，又名百头。形如大瓜，直而多枝，皮黑肉赤，黑须丛簇。春生赤苗，圆叶锐茎，黑毛布地，冬夏不死，四月花白，七月实黑。

贯众气味苦寒，色多赤黑，盖禀少阴水火之气。主治腹中邪热气，诸毒，禀水气也。杀三虫，禀火气也。

蛇含草　气味苦，微寒，无毒。主治惊痫寒热，邪气除热，金疮疽痔，鼠瘘恶疮，头疡。

蛇含草始出益州山谷，今处处有之，生土石上或下湿地，蜀中人家亦种之辟蛇。一茎五叶或七叶。有两种，细叶者，名蛇含，一名紫背龙牙。大叶者，名龙含。含，一作衔，含、衔二字义同通用。陶隐君曰：当用细叶、有黄花者。李时珍曰：龙含亦入疮膏用。抱朴子曰：蛇含膏连已断之指。

蛇含草始出西川，气味苦寒，花开黄色。西川，金也。苦寒，水也。黄色，土也。禀土金水之气化，金能制风，则惊痫之寒热可治也。寒能清热，则邪气之热可除也。土能生肌，则金疮可治也。禀土金水之气，而和在下之经脉，则治疽痔。禀土金水之气，而和在上之经脉，则治鼠瘘，恶疮，头疡。

狼毒根 气味辛平，有大毒。主治咳逆上气，破积聚，饮食寒热，水气，恶疮，鼠瘘疽蚀，鬼精蛊毒，杀飞鸟走兽。

狼毒始出陇西秦亭山谷及奉高、太山诸处，今陕西州郡及辽石州赤有之。叶似商陆，茎叶上有毛，其根皮色黄，肉色白，以实重者为良，轻浮者为劣。陶隐居曰：宕昌亦出之，乃言只有数亩地生，蝮蛇食其根，故为难得，今用出汉中及建平云。

狼毒草有大毒，禀火气也。气味辛平，茎叶有毛，入水则沉，禀金气也。禀金气，故主治肺病之咳逆上气。金能攻利，故破积聚。破积聚，则饮食壅滞而为寒为热之病，亦可治矣。水气，水寒之气也。水气而濡，则有恶疮、鼠瘘、疽蚀，并鬼精蛊毒之病。狼毒禀火气而温脏寒，故皆治之。又言其毒能杀飞鸟走兽，草以狼名，殆以此故。李时珍曰：观其名，则知其毒矣。

狼牙根 气味苦寒，有毒。主治邪气热气，疥瘙恶疡，疮痔，去白虫。

狼牙《本经》名牙子，《别录》名狼齿，《吴普本草》名犬牙，又名抱牙，始出淮南川谷及冤句，今江东州郡所在有之，其根黑色，若兽之齿牙，故有诸名。

狼性灵知，此草根如兽之齿牙，而专以狼名者，疑取其上下灵通之义，寒水之气上行，则能散在表之邪气热气，以及皮肤之疥瘙恶疡。苦寒之气下泄，则能除在下之疮痔，以及在内之白虫。《金匮要略》曰：少阴脉滑而数者，阴中即生疮，阴中蚀疮烂者，狼牙汤洗之。此草气味苦寒，禀性纯阴，故能治少阳之火热疮烂也。

羊蹄根　气味苦寒，无毒。主治头秃疥瘙，除热，女子阴蚀。

羊蹄一名牛舌草，一名秃菜。羊蹄以根名，牛舌以叶名，秃菜以治秃疮名也。所在有之，近水及下湿地极多，秋深则生，凌冬不死，春发苗，高三四尺，叶大者长尺余，如牛舌之形，入夏起台，开青白花，花叶一色，成穗结子，夏至即枯，根长近尺，赤黄色如大黄胡萝卜之形，故一名羊蹄大黄，俗人谓之土大黄，子名金荞麦。烧炼家用以制铅汞。

羊蹄，水草也，生于川泽及近水湿地。感秋气而生，经冬不凋，至夏而死，盖禀金水之精气所生。金能制风，故治头秃疥瘙。水能清热，故除热。苦能生肌，故治阴蚀。

羊踯躅花　气味辛温，有大毒。主治贼风在皮肤中淫淫痛，温疟，恶毒，诸痹。

羊踯躅近道诸山皆有之，茎高三四尺，叶似桃叶，夏开花五出，蕊瓣皆黄色，羊食其花叶，即踯躅而死，故又名闹羊花。

羊踯躅花色黄，气味辛温，禀火土金相生之化。羊乃火畜而兼土金，南方赤色，其畜羊，火也。在辰为未，土也。在卦为兑，金也。此花大毒，亦禀火土金之化，羊食之，则同气相感而受其毒，是以踯躅而死。金主皮毛，土主肤肉，火主血脉，主治贼风在皮肤中淫淫痛，治金主之皮毛，土主之肤肉，乃以毒而攻毒也。疟邪随经内薄，治温疟恶毒，治火主之经脉也。诸痹乃皮脉肉之痹，而踯躅亦治之也。

按：闹羊花羊食之则死，缘此花有毒故也，谓同气相感而受毒，此说似属蛇足，不必参究至此。李时珍曰：此物有大毒，曾有人以其根入酒饮，遂至于毙。《和剂局方》治中风瘫痪，伏虎丹中亦用之，不多服耳。

瓜蒂 气味苦寒，有毒，主治大水，身面四肢浮肿，下水，杀蛊毒，咳逆上气，及食诸果，病在胸腹中，皆吐下之。

蒂今作蒂，瓜蒂一名苦丁香，乃甜瓜蒂也。《别录》云：瓜蒂生嵩高平泽，七月七日采，阴干。今则甜瓜一种，北土中州处处皆莳植矣。三月下种，延蔓而生叶，大数寸，五六月开黄花，六七月瓜熟，其类最繁，有圆有长，有尖有扁，大或径尺，小或一捻，或有棱，或无棱，其色或青、或绿、或黄斑、或糁斑，或白路、或黄路，其瓤或白或红，其子或黄或赤，或白或黑。《王祯农书》云：瓜品甚多，不可枚举，以状得名者，有龙肝、虎掌、兔头、狸首、羊髓、蜜筒之称。以色得名者，有乌瓜、白团、黄瓝[①]、白瓝、小青、大斑之别。然其味不出乎香甜而已。雷敩曰：凡使勿用白瓜蒂，要取青绿色，瓜气足时，其蒂自然落在蔓上者，采得系屋东有风处吹干用。

今浙中之香瓜即甜瓜也。诸瓜之中唯此瓜最甜，故名甜瓜。亦唯此瓜有香，故谓之香瓜。余瓜不尔也。今人治黄疸初起，取其蒂烧灰存性，用少许吸鼻中，流出黄水而愈，极验。

甜瓜生于嵩高平泽，味甘，臭香，色黄。盖禀天地中央之正气，其瓜极甜，其蒂极苦，合火土相生之气化，故主治大水，及身面四肢浮肿。所以然者，禀火土之气，达于四旁，而能制化其水湿，故又曰下水。土气

---

① 瓝 音骈，瓜名。

运行，故杀蛊毒。苦主下泄，故治咳逆上气。苦能上涌，又主下泄，故食诸果病在胸腹中者，皆可吐下之也。

愚按：苦为阴，甘为阳，此系蔓草，性唯上延，以极苦之蒂，生极甜之瓜，直从下而上，从阴而阳，故《伤寒》、《金匮》方作为吐剂。

莨菪子 气味苦寒，有毒。主治齿痛出虫，肉痹拘急。久服轻身，使人健行，走及奔马，强志益力，通神见鬼，多食令人狂走。莨，音浪。菪，音荡。

莨菪子一名天仙子。《别录》曰：生海滨川谷及雍州，今所在皆有之。叶似菘蓝，茎叶皆有细白毛，四月开花紫色，或白色，五月结实有壳，作罂子，状如小石榴，房中子至细，青白色，如粟米粒。

莨菪子气味苦寒，生于海滨，得太阳寒水之气，故治齿痛。太阳上禀寒气，下有标阳，阳能散阴，故能出虫。太阳阳热之气，能温肌腠。又，太阳主筋所生病，故治肉痹拘急。肉痹，肌痹也。拘急，筋不柔和也。久服轻身，使人健行，走及奔马者，太阳本寒标热，少阴本热标寒，太阳合少阴而助跷脉也。盖阳跷者，足太阳之别，起于跟中，出于外踝。阴跷者，足少阴之别，起于跟中，循于内踝。莨菪子禀太阳少阴标本之精，而助跷脉，故轻身健走若是也。禀阴精之气，故强志益力。禀阳热之化，故通神见鬼。下品之药，不宜久服，故又曰，多食令人狂走，戒之也。

夏枯草　气味苦辛寒，无毒。主治寒热，瘰疬鼠瘘，颈疮，破癥瘕瘿结气，脚肿，湿痹，轻身。颈，旧作头，讹，今改正。

夏枯草《本经》名夕句，又名乃东，处处原野平泽间甚多，冬至后生苗，叶对节生，似旋覆花叶，而有细齿，背白，苗高一二尺许，其茎微方，三四月茎端作穗，长一二寸，开花淡紫色，似丹参花，结子每一萼中有细子四粒，夏至后即枯。

夏枯草禀金水之气，故气味苦辛寒，无毒。主治寒热，瘰疬鼠瘘，颈疮者，禀水气而上清其火热也。破癥瘕瘿结气者，禀金气而内削其坚积也。脚肿乃水气不行于上，湿痹乃水气不布于外。夏枯草感一阳而生，能使水气上行环转，故治脚气湿痹，而且轻身。

蚤休　气味苦，微寒，有毒。主治惊痫，摇头弄舌，热气在腹中。

蚤休《图经》名紫河车，《唐本草》名重楼、金线，后人名三层草，又名七叶一枝花。处处有之，多生深山阴湿之地。一茎独上，高尺余，茎当叶心，叶绿色似芍药，凡二三层，每一层七叶，茎头于夏月开花，一花七瓣，花黄紫色，蕊赤黄色，长三四寸，上有金线垂下，秋结红子，根似肥姜，皮赤肉白。谚云：七叶一枝花，深山是我家，痈疽如迁者，一似手拈拿。又，道家有服食紫河车根法，云可以休粮。

一者水之生数也，七者火之成数也，三者一奇二偶，合而为三也。蚤休三层，一层七叶，一花七瓣，禀先天水火之精，故主治惊痫，摇头弄舌。惊痫而摇头弄舌，乃小儿胎惊胎痫也。胎惊胎痫，乃热毒之气得于母腹之中，故曰：热气在腹中。

愚按：蚤休一名河车，服食此草，又能辟谷，为修炼元真，胎息长生之药，故主治小儿先天受热之病，学者得此义而推广之，则大人小儿后天之病，亦可治也。

按《日华本草》言，紫河车治胎风手足搐，故隐庵解：热气在腹中，谓热毒之气得于母腹之中云云。然即谓摇头弄舌，由小儿内热所致，不必作深一层解亦可。苏恭曰：醋磨傅痈肿蛇毒甚效。

白及根　气味苦平，无毒。主治痈肿，恶疮败疽，伤阴死肌，胃中邪气，贼风鬼去，痱缓不收。

白及近道处处有之，春生苗，叶如生姜、藜芦，三四月抽出一台，开花，红紫色，长寸许，中心吐舌，宛若草兰，今浙人谓之箬兰。花后结实，七月中熟，黄黑色，根似菱，黄白色，有三角节，间有毛，可为末作糊，性稠黏难脱。

白及气味苦平，花红根白，得阳明少阴之气化。少阴主藏精，而精汁生于阳明，故主治痈肿恶疮，贼风痱缓诸证。

白敛根　气味苦平，无毒。主治痈肿疽疮，散结气，止痛除热，目中赤，小儿惊痫，温疟，女子阴中肿痛，带下赤白。

白敛《本经》名白草，近道处处有之，二月生苗，多在林中，蔓延赤茎，叶如小桑，五月开花，七月结实，根如鸡鸭卵而长，三五枚同一窠，皮黑肉白。一种赤敛，皮肉皆赤，而花实功用相同。

敛者，取秋金收敛之义，古时用此药敷敛痈毒，命名盖以此。有赤白二种，赋禀与白及相同，故主治不甚差别。白及得阳明少阴之精汁，收藏于下，是以作糊稠黏。白敛乃蔓草，性唯上延，而津液濡上，故兼除热清目，小儿惊痫，及女子阴中肿痛，带下赤白。又，治温疟者，主清下焦之热，其性从下而上也。

鬼臼 气味辛温，有毒。主治杀虫毒，鬼疰精物，辟恶气，不祥，逐邪，解百毒。

鬼臼《本经》名九臼，《别录》名天臼。出九真山谷及冤句、荆州、峡州、襄州，近以钱塘余杭径山者为上，生深山岩石之阴。其叶六出或五出，如雁掌，茎端一叶如伞，且对东向，暮则西倾，盖随日出没也。花红紫如荔枝正在叶下，常为叶所蔽，未常见日，故俗名羞天花。一年生一茎，茎枯则作一臼，新根次年另生，则旧根中腐，新陈相易，九年乃作九臼，九臼者有神，根形如苍术及黄精之歧曲，以连生白窍为别也，臼形如马眼，故《本经》又名马眼。

鬼臼以九臼者为良，故名九臼。九，老阳之数也。阳者，天气也。故《别录》名天臼，气味辛温，禀太阳阳热乾金之气，故主杀虫毒鬼疰精物，及恶气不祥，并逐邪解百毒。《金匮》方治伤寒，令愈不复者，助太阳之气也。盖阳气者，若天与日，此花随天日旋转，而又不见天日，犹天德唯藏，不自明也。

梓白皮 气味苦寒，无毒。主治热毒，去三虫。

梓为木中之王，其花色紫，其荚如箸，长近尺，冬后叶落而荚犹在树。李时珍曰：梓木处处有之，有三种，木理白者为梓，赤者为楸，梓之美纹者为椅，楸之小者为榎。

梓楸同类，梓，从辛，楸，从秋，禀金气也。气味苦寒，禀水气也。禀水气，故主治热毒。禀金气，故主杀三虫。阳明篇云：伤寒瘀热在里，身必发黄，麻黄连翘赤小豆汤主之，内用梓白皮，义可知矣。

柳花 气味苦寒，无毒。主治风水，黄疸，面热黑。

柳处处有之，有杨有柳，乃一类二种，杨叶圆阔，柳叶细长，杨枝硬而杨起，故曰杨，柳枝弱而垂流，故曰柳。柳有蒲柳、杞柳、柽柳之别，喜生水旁，纵横倒顺，插之皆生。春初生柔荑，即开黄蕊花，是为柳花，至春晚花中结细黑子，蕊落而絮出如白绒，因风飞舞，著于衣物能生虫蛀，入池沼即为浮萍。是为柳絮，盖黄蕊未结子时，为花结于蕊落，即为絮矣。古者春取榆柳之火。《开宝本草》有程柳一日三起三眠，又名三眠柳。《尔雅》名河柳，即今儿医治痘疹，所谓西河柳是也，乃寒凉通利，下行小便之药，用者以意会之。

柳性柔顺，喜生水旁，受寒水之精，感春生之气，故纵横顺逆，插之皆生。得春气，则能助肝木以平土，故主治风水，黄疸。得水精，则能清热气而资面颜，故治面热黑。

柳叶附　气味苦寒，无毒。主治恶疥痂疮马疥，煎汁洗之，立愈。又疗心腹内血，止痛。马疥，马鞍热气之疮疥也。《别录》附。

杨柳枝及根白皮附　气味苦寒，无毒。主治痰热淋疾，可为浴汤，洗风肿瘙，煮酒漱齿痛，近今以屋檐插柳，经风日者，煎汤饮，治小便淋浊痛，通利水道。《唐本草》附。

李时珍曰：柳枝去风消肿止痛，其嫩枝削为牙杖，涤齿甚妙。琦按：佛教食后漱口，必嚼杨枝。毗奈耶云：嚼杨枝有五利，一口不臭，二口不苦，三除风，四除热，五除痰阴。是知杨枝去风、消热、除痰阴、止齿痛诸功，大有益于人也。然削为牙杖，久则枯燥，若以生枝削用，当更见效耳。

郁李仁　气味酸平，无毒。主治大腹水肿，面目四肢浮肿，利小便水道。

郁李山野处处有之，树高五六尺，花叶枝干并似李子，如小李，生青熟红，味甘酸，可啖，花实俱香，《尔雅》所称棠棣，即是此树。

李乃肝之果，其仁当治脾。郁李花实俱青，其味酸甘，其气芳香，甲己合而化土也。土气化，则大腹水肿，面目四肢浮肿自消，小便水道自利。

巴豆 气味辛温，有毒。主治伤寒温疟寒热，破癥瘕结聚，坚积留饮，痰澼，大腹，荡练五脏六腑，开通闭塞，利水谷道，去恶肉，除鬼毒蛊疰邪物，杀虫鱼。

巴豆出巴郡川谷，今嘉州、眉州、戎州皆有之。木高一二丈，叶似樱桃而厚大，初生青色，后渐黄赤，至十二月叶渐凋，二月复渐生，四月旧叶落尽，新叶齐生，即花发成穗，微黄色，五六月结实作房青色，七八月成熟而黄，类白豆蔻，渐渐自落乃收之，一窠有三子，子仍有壳，用之去壳。戎州出者，壳上有纵纹隐起如线，或一道，或二道，或三道，土人呼为金线巴豆，最为上品。

巴豆生于巴蜀，气味辛温，花实黄赤，大热有毒。其性慓悍，主治伤寒温疟寒热者，辛以散之，从经脉而外出于肌表也。破癥瘕结聚，坚积留饮，痰澼，大腹者，温以行之，从中土而下泄于肠胃也。用之合宜，有斩关夺门之功，故荡练五脏六腑，开通闭塞，闭塞开通，则水谷二道自利矣。其性慓悍，故去恶肉。气合阳明，故除鬼毒蛊疰邪物，杀虫鱼。《经》云：两火合并是为阳明。巴豆味极辛，性大温，具两火之性，气合阳明，故其主治如此。

愚按：凡服巴霜，即从胸胁大热，达于四肢，出于皮毛，然后复从肠胃而出。《伤寒论》有白散方，治伤寒寒实结胸用此。古人称为斩关夺门之将，用之若当，真瞑眩瘳疾之药，用之不当，非徒无益而反害矣。

雷丸　气味苦寒，有小毒。主杀三虫，逐毒气，胃中热，利丈夫，不利女子。

雷丸出汉中、建平、宜都及房州、金州诸处，生竹林土中，乃竹之余气所结，故一名竹苓。上无苗蔓，大小如栗，状似猪苓而圆，皮黑而微赤，肉白甚坚实。

雷丸是竹之余气，感雷震而生，竹茎叶青翠，具东方生发之义。震为雷，乃阳动于下，雷丸气味苦寒，禀冬令寒水之精，得东方震动之气，故杀阴类之三虫，而逐邪毒之气，得寒水之精，故清胃中热。震为雷，为长男，故利丈夫，不利女子。

按：《别录》云：雷丸久服令人阴痿，当是气味苦寒，久服则精寒故耳。男子多服阴痿，则女子久服子宫寒冷，不能受孕，其不利可知。《本经》乃两分之曰：利丈夫，不利女子，未审何义。马志云：疏利男子元气，不疏利女子脏气。隐庵以震为雷，为长男为解，均未得当，尚当另参。

代赭石　气味苦寒，无毒。主治鬼疰，贼风，蛊毒，杀精物恶鬼，腹中毒邪气，女子赤沃漏下。

代赭石《本经》名须丸，《别录》名血师，研之作朱色，可以点书，故俗名土朱，又名铁朱。管子曰：山上有赭，其下有铁。《北山经》曰：少阳之山中多美赭。《西山经》曰：石脆之山灌水出焉，中有流赭皆谓此石。《别录》曰：代赭生齐国山谷，赤红青色，如鸡冠有泽，梁爪甲不渝者良。今代州、河东、江东处处山中有之，以西北出者为良。

赭石，铁之精也，其色青赤，气味苦寒，禀水石之精，而得木火之化。主治鬼疰贼风蛊毒者，色赤属火，得少阳火热之气，则鬼疰自消也。石性镇重，色青属木，木得厥阴风木之气，故治贼风蛊毒也。杀精物恶鬼，所以治鬼疰也。腹中毒，所以治蛊毒也。邪气，所以治贼风也。赭石，一名血师，能治冲任之血，故治女子赤沃漏下。

铅丹　气味辛，微寒，无毒。主治吐逆反胃，惊痫，癫疾，除热，下气，炼化还成九光。久服通神明。

铅丹一名丹粉，今炼铅所作黄丹也。铅名黑锡，又名水中金，五金中之属水者也，有银坑处皆有之。

铅丹本金水之精，得火化而变赤，气味辛微寒，盖禀金质而得水火之气化。主治吐逆反胃者，火温其土也。治惊痫者，水济其火也。治癫疾者，火济其水也。气味辛寒，寒能除热，辛能下气也。炼化还成九光者，炼九转而其色光亮，还成黑铅也。炼化还光而久服，则金水相生，水火相济，故通神明。

愚按：铅有毒，炼铅成丹，则无毒。铅丹下品，不堪久服，炼铅丹而成九光，则可久服，学者所当意会者也。

铅粉　气味辛寒，无毒。主治伏尸，毒螫，杀三虫。

因化铅而成粉，故名铅粉。《本经》名粉锡，《别录》名胡粉，今名水粉。李时珍曰：铅、锡一类也，古人名铅为黑锡，故名粉锡。

伏尸者，伏于泉下之尸，相痫而为传尸鬼疰之病。

铅粉从黑变白，从阴出阳，故主治伏尸。禀水气而性寒，故消螫毒。禀金气而味辛，故杀三虫。

愚按：黄丹、铅粉皆本黑锡所成，而变化少有不同。变白者，得金水之气而走气分。变赤者，得火土之气而走血分。黄丹禀火土之气，故入膏丹，主痈疽恶疮之用。今时则用铅粉收膏药，以代黄丹。

戎盐　气味咸寒，无毒。主明目目痛，益气，坚骨，去毒蛊。

戎盐产自西戎，故名戎盐。生酒泉福禄城东南之海中，相传出于北海者青，出于南海者赤，此由海中潮水溅渍山石，经久则凝结为盐，不假人力而成。所谓南海、北海，乃西海之南北，非南方之海也，青红二种，皆名戎盐。今医方但用青盐，不用红盐。

戎盘由海中咸水，凝结于石土中而成，色分青赤，是禀天一之精，化生地之五行，故主助心神而明目，补肝血而治目痛，资肺金而益气，助脾肾而坚肌骨。五脏三阴之气，交会于坤土，故去蛊毒。

石灰　气味辛温，有毒。主治疽疡疥瘙，热气恶疮，癞疾，死肌，堕眉，杀痔虫，去黑子息肉。

石灰一名石垩，又名石锻，山中人烧青石为之，作一土窑，下用柴或煤炭作一层，上累青石作一层，如是相间，作数层，自下发火，层层自焚，一昼夜则石成灰矣。化法有风化、水化二种，入药宜用风化，且陈年者。

石者土之骨，以火煅石成灰，色白味辛性燥，乃禀火土之气，而成燥金之质，遇风即化，土畏木也。遇水即化，火畏水也。禀金气而祛风，故治疽疡疥瘙。禀土气而滋阴，故治热气恶疮癞疾死肌。禀性燥烈，服食少而涂抹多，涂抹则堕眉，杀痔虫，去黑子息肉。

苏颂曰：古方多用石灰合百草团末，治金疮殊胜。李时珍曰：石灰止血神品也，但不可著水，著水则肉烂。今时以石灰同韭菜捣成饼，粘贴壁上，阴干细研成末，治跌打损伤，皮肉破处止血如神。

天鼠屎 气味辛寒，无毒，主治面痈肿，皮肤洗洗时痛，腹中血气，破寒热积聚，除惊悸。

天鼠《本经》名伏翼，列于上品，即蝙蝠也。天鼠屎《日华本草》名夜明砂。天鼠罕用，夜明砂常用，故录之。天鼠冬蛰夏出，昼伏夜飞，多处深山崖穴中及人家旧屋内，食蚊蚋乳石精汁。李时珍曰：凡采得以水淘去灰土恶气，取细砂晒干焙用，其砂即蚊蚋眼也。

蝙蝠形极类鼠而飞翔空中，故曰天鼠。身有翼而昼伏，故曰伏翼。屎乃蚊蚋乳石之余精，气味辛寒，感阳明太阳金水之化。主治面痈肿者，面属阳明也。皮肤洗洗时痛者，皮肤属太阳也。痈肿则血气不和，阳明行身之前；而治面之痈肿，则腹中血气之病，亦可治也。皮肤洗洗，则身发寒热。皮肤时痛，则寒热积聚。太阳主通体之皮肤，而治皮肤洗洗之时痛，则自发寒热而邪积凝聚者，亦可破也。肝病则惊，心病则悸，除惊悸者，禀阳明金气，而除风木之惊，禀太阳水气，而除火热之悸也。

虾蟆 气味辛寒，有毒。主治邪气，破癥坚血，痈肿阴疮。服之不患热病。

《本经》下品有虾蟆，《别录》下品有蟾蜍，乃一类二种也。虾蟆生陂泽中，背有黑点，身小能跳，作呷呷声，举动极急。蟾蜍在人家湿处，身大青黑，无点多疿瘟，不能跳，不解作声，行动迟缓，功用大同小异。李时珍曰：古方多用虾蟆，今方多用蟾蜍，考二物功用亦不甚远，今人只用蟾蜍有效，而虾蟆不复入药，疑古人所用者，亦多是蟾蜍，盖古时通称蟾蜍为虾蟆耳。《王荆公字说》云：俗言虾蟆怀土取置远处，一夕复还其所，虽或遐之，常慕而返，故名虾蟆。今俗传其能作土遁，盖亦有所本云。

　　虾蟆生于阴湿陂泽，能作土遁，其色黄黑，气味辛寒，盖禀土金水之气化所生。主治邪气者，辛以散之也。禀金气，故破癥坚血。禀土气，故治痈肿阴疮。禀水气，故服之不患热病。

　　蜈蚣　气味辛温，有毒。主治鬼疰蛊毒嚜[1]，诸蛇虫鱼毒，杀鬼物老精，温疟，去三虫。

　　蜈蚣江以南处处有之，春出冬蛰，节节有足，双须歧尾，头上有毒钳。入药以头足赤者为良。蜈蚣一名天龙，能制龙蛇蜥蜴，畏虾蟆、蛞蝓、蜘蛛、雄鸡。《庄子》所谓：物畏其天。《阴符经》所谓：禽之制在气也。

　　蜈蚣色赤性温，双钳两尾，头尾咸红。生于南方，禀火毒之性，故《本经》主治皆是以火毒而攻阴毒之用也。

　　愚按：蛇属金，蜈蚣属火，故能制之。鸡应昴宿，是又太阳出而爝火灭之义矣。

　　蚯蚓　气味咸寒，无毒。主治蛇瘕，去三虫，伏尸鬼疰，蛊毒，杀长虫。

　　蚯蚓生湿土中，凡平泽膏壤地中皆有之，孟夏始出，仲冬蛰藏，雨则先出，晴则夜鸣，其娄如丘，其行也引而后伸，故名蚯蚓。能穿地穴，故

---

　　① 嚜　此字待考。

又名地龙。入药宜大而白颈，是其老者有力。日华子曰：路上踏杀者，名千人踏，入药更良。

蚯蚓冬藏夏出，屈而后伸，上食稿壤，下饮黄泉，气味咸寒，宿应轸水，禀水土之气化。主治尸疰虫蛊，盖以泉下之水气上升，地中之土气上达，则阴类皆从之而消灭矣。蜈蚣属火，名曰天龙。蚯蚓属水，名曰地龙。皆治鬼疰，蛊毒，蛇虫毒者，天地相交，则水火相济，故禀性虽有不同，而主治乃不相殊。

蛇蜕 气味咸甘平，无毒。主治小儿百二十种惊痫，蛇痫，癫疾，瘛疭，弄舌摇头，寒热肠痔，蛊毒。

蛇蜕人家墙屋木石间多有之，其蜕无时，但着不净则蜕，或大饱亦蜕，凡青黄苍色者勿用，须白色如银者良，于五月五日蜕者更佳。又，蕲州之白花蛇，龙头虎口黑质，白花者，其蜕尤佳。

蛇蜕色白如银，至洁净，气味咸平，禀金水之气化，金能制风，故主治小儿百二十种惊痫，蛇痫之证。癫疾瘛疭，惊痫病也。弄舌摇头，蛇痫病也。水能清热解毒，故主治大人寒热肠痔蛊毒。寒热者，肠痔蛊毒之寒热也。

愚按：痫证唯一，即曰：惊痫。复曰：蛇痫，则痫证不止一端，若以内之七情，外之形象求之，不啻百二十种，先圣立言，当意会也。

斑蝥 气味辛寒，有毒。主治寒热鬼疰蛊毒，鼠瘘恶疮，疽蚀，死肌，破石癃。

斑蝥甲虫也，斑言其色，蝥言其毒，如矛刺也。所在有之，七八月在大豆叶上，长五六分，大者寸许，黄黑斑纹，乌腹尖喙。《太平御览》引

《神农本草经》云：春食芫花为芫青，夏食葛花为亭长，秋食豆花为斑蝥。冬入地中为地胆，其斑蝥甲上有黄黑斑点。芫青青绿色，亭长黑身赤头，地胆黑头赤尾，色虽不同，功亦相近。

斑蝥感秋气，食豆花，气味辛寒，色兼黄黑，盖禀金水之化而为毒虫，故主散恶毒，消恶疮，攻死肌，破石癃，乃以毒而攻毒也。

蜣螂　气味咸寒，有毒。主治小儿惊痫瘛疭，腹胀寒热，大人癫疾狂阳。

蜣螂所在有之，有大小二种，小者身黑而暗，不堪入药。大者身黑而光，名胡蜣螂。腹翼下有小黄子，附母而飞，见灯光则来，宜入药用。蜣螂以土包粪，转而成丸，雄曳雌推，置于坝中覆之而去，数日有小蜣螂出，盖孚乳于中也，故一名推丸，又名推车客。深目高鼻，状如羌胡，背负黑甲，状如武士，故一名铁甲将军，昼伏夜出，故又名夜游将军。

蜣螂甲虫也，出于池泽，以土包转而成生育。气味咸寒，是甲虫而禀水土之气化。甲虫属金，金能制风，故主治小儿惊痫瘛疭。禀土气，故治腹胀之寒热。禀水气，故治大人癫疾之狂阳。

鼠妇　气味酸温，无毒。主治气癃，不得小便，妇人月闭血瘕，痫痉寒热，利水道，堕胎。

鼠妇处处有之，多在人家地上下湿处，凡瓮器底及土坎中更多，形似衣鱼，稍大，灰色，多足，背有横纹蹙起，《诗经》所谓蚰蜒在室，即此虫也。

鼠妇感阴湿而生，气味酸温，禀太阳寒水厥阴风木之化。太阳水气行于肤表，则气癃而不得小便者可治也。厥阴木气上行外达，则妇人月闭而为血瘕者可治也。膀胱气癃，在内则不得小便，在外则有痫瘛寒热之病。鼠妇治气癃，则痫瘛之寒热亦可治也。不得小便，则水道不利，鼠妇治不得小便，则水道亦可利也。妇人恶血内闭，则为血瘕。新血内聚，则为妊娠。鼠妇治妇人月闭血瘕，则堕胎亦其验矣。

水蛭　气味咸苦平，有毒。主逐恶血瘀血，月闭，破血癥积聚，无子，利水道。

水蛭处处河池有之，种类不一，在山野中者，名山蜞，在草中者，名草蛭，在泥水中者，名水蛭，大者谓之马蜞，今名马蟥。

水蛭乃水中动物，气味咸苦，阴中之阳也。咸苦走血，故主逐恶血瘀血，通月闭。咸软坚，苦下泄，故破血癥积聚及经闭无子。感水中生动之气，故利水道。仲祖《伤寒论》治太阳随经瘀热在里，有抵当汤，内用水蛭，下瘀血也。

雀瓮　气味甘平，无毒。主治寒热结气，蛊毒，鬼疰，小儿惊痫。

雀瓮《本经》谓之躁舍，后人谓之蛄蟖房，乃刺毛虫所作窠也。其形如瓮，雀好啄其瓮中之蛹，故名雀瓮，又谓之雀儿饭瓮。刺毛虫一名蛄蟖，俗名杨瘌子，因其背上毛有毒，能螫人作痛也。生树枝间，如蚕而小，背上有五色斑毛。将老者，口中吐白汁，作茧自裹，凝聚渐硬，正如雀卵，紫白裥斑，其虫在中成蛹，如蚕之在茧也。夏月羽化而出作蛾，放子于叶间，如蚕子。处处树上有之，牡丹上尤多，入药唯取石榴树上及棘上房内有蛹者，正如螵蛸诸树皆有，入药唯取桑上者耳，故《图经》有天浆子之称。《衍义》有棘刚子之号。天浆乃甜榴之名也。

雀瓮多生榴棘树上，夏月羽化而出，毛虫有毒，雀瓮则无毒矣，气味甘平，感木火土之气化，土气和于内外，则寒热结气可治矣。木气条达，则土气苏通，而蛊毒可治矣。火气光明，则鬼疰及小儿惊痫皆可治矣。

萤火　气味辛，微温，无毒。主明目。

萤火《本经》名夜光，《别录》云萤火，生阶地池泽，七月七日取阴干。萤有三种，一种小而霄飞，腹下光明，乃茅根所化。《吕氏月令》所谓：腐草化为萤者是也。一种长如蛆蠋，尾后有光，无翼不飞，乃竹根所化，其名曰蠲。《明堂月令》所谓：腐草化为蠲者是也。一种水萤，居水中。唐李子卿《水萤赋》所谓：彼何为而草化，此何为而居泉是也。入药用飞萤。

润下作咸，其臭腐，腐草为萤，禀水气也。萤为火宿，名曰萤火，禀火气也。生于七月，其时大火西流，故气味辛温。水之精，火之神，共凑于目，故《本经》主明目，而《别录》又云通神精。

衣鱼　气味咸温，无毒。主治妇人疝瘕，小便不利，小儿中风，项强背起，摩之。

衣鱼一名白鱼，即蠹鱼也，生衣帛及书纸中，故名衣鱼，形略似鱼身有白粉，其色光亮如银，故又名白鱼。俗传衣鱼入道经中，食神仙字，则身有五色，人得吞之，可至神仙，此方士谬传，不可信也。

衣鱼色白，碎之如银，禀金气也。命名曰鱼，气味咸温，禀水气也。水能生木，故治妇人之疝瘕。妇人疝瘕，肝木病也。金能生水，故治小便之不利。小便不利，水不行也。小儿经脉未充，若中于风，日久不愈，则项强背起，乃督脉为病，督脉合肝部，属太阳。衣鱼禀金水之化，故当用以摩之。

跋 ①

　　以上集《神农本经》上中下三品药性，计若干种，为服食养生，祛邪治病之用。学者体认先圣格物致知之学，则自《别录》以下，及唐宋元明增补药性，品类虽繁，莫不各有当然之理，即以参解《本经》之义，触类引申，总归五运六气以诠解，得其纲领，无不贯通，若舍此而从事于诸家之治验，则散漫多歧，益难启悟，是为逐末忘本，求进于道者，能知所先后，庶几得之矣。

　　因陋就简，舍其本而末是图，学人大弊也。今之言药性者，往往杂取世俗孟浪之说，奉为律令，而于《神农本经》弃犹敝屣。譬之经生家，四书五经不之研究，而只记腐烂时文，以为应试之用，思侥②幸以取科第，安能冀其必得哉。先民卢不远作《本草博义》，其子晋公广之作《乘雅》，张隐庵，高士宗作《本草崇原》，皆以《本经》为宗，而推衍之，发前人所未发者甚多，可谓良工心苦。第《乘雅》间杂闲文，语兼晦涩，性根谫陋者，多不能读。《崇原》则诠解明晰，中人以下，咸可通晓，似于新学为宜。在昔张君创其始，张殁而高君

---

① 跋　"跋"字原无，据文义加。
② 侥　原作谢，通侥。

集其成，缮写样本，方欲锓板，高君又亡，事遂中辍，厥后样本传归胡念庵家，念庵父子谢世，不知又归谁氏，兹从胡之门人高端士处，得其移写副本，惜乎仇校未精，文句间有缺略讹谬，恐后之阅者，不免夏五三豕之叹，爰加订正，而授之梓，以公于世，学者苟能依此而详绎之，举一反三，引申触类，自可以入烈山氏之藩篱，而得其妙用，视彼因陋就简之徒，杂采世俗之说，以处方定剂者，其得失不大有迳庭耶。

乾隆丁亥冬至后七日胥山老人王琦跋

《中医经典文库》书目

一、基础篇

《内经知要》
《难经本义》
《伤寒贯珠集》
《伤寒来苏集》
《伤寒明理论》
《类证活人书》
《经方实验录》
《金匮要略心典》
《金匮方论衍义》
《温热经纬》
《温疫论》
《时病论》
《疫疹一得》
《伤寒温疫条辨》
《广温疫论》
《六因条辨》
《随息居重订霍乱论》
《濒湖脉学》
《诊家正眼》
《脉经》
《四诊抉微》
《察舌辨症新法》
《三指禅》
《脉贯》
《苍生司命》
《金匮要略广注》
《古今名医汇粹》
《医法圆通》

二、方药篇

《珍珠囊》
《珍珠囊补遗药性赋》
《本草备要》
《神农本草经》
《雷公炮炙论》
《本草纲目拾遗》
《汤液本草》
《本草经集注》
《药性赋白话解》
《药性歌括四百味》
《医方集解》
《汤头歌诀》
《济生方》
《医方考》
《世医得效方》
《串雅全书》
《肘后备急方》
《太平惠民和剂局方》
《普济本事方》
《古今名医方论》
《绛雪园古方选注》
《太医院秘藏丸散膏丹方剂》
《明清验方三百种》
《本草崇原》
《经方例释》
《经验良方全集》
《本经逢原》
《得配本草》
《鲁府禁方》
《雷公炮制药性解》
《本草新编》
《成方便读》

《药鉴》
《本草求真》
《医方选要》

三、临床篇

《脾胃论》
《血证论》
《素问玄机原病式》
《黄帝素问宣明论方》
《兰室秘藏》
《金匮翼》
《内外伤辨惑论》
《傅青主男科》
《症因脉治》
《理虚元鉴》
《医醇賸义》
《中风斠诠》
《阴证略例》
《素问病机气宜保命集》
《金匮钩玄》
《张聿青医案》
《洞天奥旨》
《外科精要》
《外科正宗》
《外科证治全生集》
《外治寿世方》
《外科选要》
《疡科心得集》
《伤科补要》
《刘涓子鬼遗方》
《外科理例》
《绛雪丹书》

《理瀹骈文》
《正体类要》
《仙授理伤续断方》
《妇人大全良方》
《济阴纲目》
《女科要旨》
《妇科玉尺》
《傅青主女科》
《陈素庵妇科补解》
《女科百问》
《女科经纶》
《小儿药证直诀》
《幼科发挥》
《幼科释谜》
《幼幼集成》
《颅囟经》
《活幼心书》
《审视瑶函》
《银海精微》
《秘传眼科龙木论》
《重楼玉钥》
《针灸大成》
《子午流注针经》
《针灸聚英》
《针灸甲乙经》
《证治针经》
《勉学堂针灸集成》
《厘正按摩要术》
《饮膳正要》
《遵生八笺》
《老老恒言》
《明医指掌》

《医学从众录》
《读医随笔》
《医灯续焰》
《急救广生集》

四、医论医话医案

《格致余论》
《临证指南医案》
《医学读书记》
《寓意草》
《医旨绪余》
《清代名医医案精华》
《局方发挥》
《医贯》
《医学源流论》
《古今医案按》
《医学真传》
《医经溯洄集》
《冷庐医话》
《西溪书屋夜话录》
《医学正传》
《三因极一病证方论》
《脉因证治》
《类证治裁》
《医碥》
《儒门事亲》
《卫生宝鉴》
《王孟英医案》
《齐氏医案》
《清代秘本医书四种》
《删补颐生微论》

《医理真传》
《王九峰医案》
《吴鞠通医案》
《柳选四家医案》

五、综合篇

《医学启源》
《医宗必读》
《医门法律》
《丹溪心法》
《秘传证治要诀及类方》
《万病回春》
《石室秘录》
《先醒斋医学广笔记》
《辨证录》
《兰台轨范》
《洁古家珍》
《此事难知》
《证治汇补》
《医林改错》
《古今医鉴》
《医学心悟》
《医学三字经》
《明医杂著》
《奉时旨要》
《医学答问》
《医学三信篇》
《医学研悦》
《医宗说约》
《不居集》
《吴中珍本医籍四种》